Pflege
MANAGEMENT

Karla Kämmer & Jürgen Link

Management in der ambulanten Pflege

Besser organisieren – sicherer führen

2., aktualisierte Auflage

schlütersche

Karla Kämmer ist Diplom-Sozialwissenschaftlerin, Diplom-Organisationsberaterin, Erwachsenenbildnerin, Lösungsorientierter Coach, Gesundheits- und Krankenpflegerin und Altenpflegerin. Sie ist seit vielen Jahren aktiv im nationalen und internationalen Gesundheits-, Sozial- und Pflegewesen. Zu ihren Schwerpunkten gehört auch das Veränderungsmanagement in Einrichtungen.

Jürgen Link ist Diplom-Verwaltungswirt/Betriebswirt und arbeitete viele Jahre in leitenden Positionen in der Altenpflege. Er ist Inhaber der Firma JuLi-Beratung & Coaching.

Dieses Buch ist allen Mitarbeiterinnen
und Mitarbeitern der ambulanten
Pflegedienste gewidmet, besonders
Elke Link, die seit vielen Jahren
erfolgreich und mit Begeisterung in
der ambulanten Pflege tätig ist,
und die sich eine andere »Pflegewelt«
nicht vorstellen kann. Sie hat uns zu
diesem Buch inspiriert.

Bibliografische Information der Deutschen Nationalbibliothek
Die Deutsche Nationalbibliothek verzeichnet diese Publikation in der Deutschen Nationalbibliografie; detaillierte bibliografische Daten sind im Internet über http://dnb.de abrufbar.

ISBN 978-3-89993-991-0 (Print)
ISBN 978-3-8426-8969-5 (PDF)
ISBN 978-3-8426-8970-1 (EPUB)

Titelbild: DOC RABE Media – stock.adobe.com
Covergestaltung und Reihenlayout: Lichten, Hamburg
Druck: Schleunungdruck GmbH, Marktheidenfeld

Inhalt

Vorwort

Der gesellschaftliche Wandel fordert und ermöglicht es: Der ambulante Pflegemanagementmarkt mausert sich zur der Wettbewerbsbranche der Pflege! Und Sie als ambulante Pflegemanagerin sind mit Ihrem Team mittendrin. Die strikte Trennung der Versorgungsformen wird aufgehoben. Eine breite gesellschaftliche Debatte zu der Frage der Sektorenüberwindung ambulant und stationär hat begonnen.
Und auch wenn es nicht darum geht, ambulante Ansätze zu verklären und stationäre zu diskriminieren – eines ist klar: Der Bürger der Gegenwart möchte bei Hilfe und Pflegebedürftigkeit in seiner Häuslichkeit bleiben! Und die kommende Generation der Hilfebedürftigen? Die »Alt-68er« der alten Bundesrepublik werden sich sowieso im ambulanten Segment tummeln und an ihre Erfahrungen aus selbstorganisierten Projekten und Wohngemeinschaftstagen anknüpfen.
Die Gleichaltrigen der ehemaligen DDR werden sich angesichts wachsender Landflucht und strukturellen Versorgungsmängeln pragmatisch auf ihr gutes Training der Solidarität besinnen und gemeinsam brauchbare Lösungen finden. Gilt doch: »So vielfältig und unterschiedlich wie die Bedürfnisse der Pflegebedürftigen sind, müssen auch die Versorgungsangebote sein.« Das sagte Barbara Steffens (Bündnis 90/Die Grünen), NRW-Gesundheitsministerin im November 2015. Das Schöne ist: Alle Pflegebedürftigen brauchen irgendwann ... Sie und Ihre Dienstleistungen!
Und Sie? Was brauchen Sie? Sie brauchen Top-Kompetenzen in Management und Organisation, um den Wandel in Ihrem Pflegedienst zu schaffen. Hier setzt dieses Buch an. Es soll Ihr praxistaugliches, rundum nützliches Management-Standardwerk für Ihr ambulantes Managementhandeln sein.

Info – Lesen Sie nur, was Sie wirklich brauchen
Jedes Kapitel ist thematisch abgeschlossen. Sie müssen das Buch also nicht von vorn nach hinten lesen. Picken Sie sich einfach immer das Kapitel heraus, das Sie gerade interessiert. Wir erleichtern Ihnen die Orientierung mit vielen Querverweisen.

Wir wünschen Ihnen beim Lesen genauso viel Freude, wie wir sie beim Schreiben hatten! Wir freuen uns auf Ihre Rückmeldungen:
http://kaemmer-beratung.de/
http://juliberatung.de/

Essen & Kirchheim, im Januar 2019 Karla Kämmer & Jürgen Link

Einführung: Manager in der ambulanten Pflege – zum Erfolg verdammt/berufen

Bundesweit sind aktuell 13 000 ambulante Dienste tätig, 7,5 Prozent mehr als noch vor zwei Jahren.[1] Die Konkurrenz wächst – und der Markt ändert sich: Der Verdrängungswettbewerb ist in vollen Gange, leider zum Nachteil von kleinen Diensten mit weniger als 20 Mitarbeitern. Und manchmal kommt es zu solch bemerkenswerten Vorstößen wie kürzlich in Hessen. So berichtete die Frankfurter Rundschau am 26. August 2015, dass man der Landkreis Darmstadt-Dieburg einen »sektorenübergreifenden Gesundheitskonzern« gründen wolle, in dem ambulante Ärzte, Krankenhäuser und Pflegeeinrichtungen miteinander »vernetzt« werden. Zugleich wurde in dem Artikel der bpa Hessen zitiert, der unumwunden von einem »absoluten Irrsinn« sprach – vor allem, wenn der Landkreis noch eigene ambulante Pflegedienste gründen wolle.[2]

Fazit **Ambulante Pflege – ein Wachstumsmarkt**

Wer heute in der ambulanten Pflege tätig ist oder tätig werden möchte, muss sich gut aufstellen. Nur differenzierte Angebote, die auf die örtliche Klientel ausgerichtet sind, werden erfolgreich sein. Der »alte« ambulante Dienst, der lediglich die normale Pflege anbietet, hat bald ausgedient. Dies ist eine Chance für alle Manager von ambulanten Diensten, aber auch eine große Herausforderung.

Bestehen kann nur, wer mit Flexibilität und Qualität wirtschaftliche Vorteile für seinen Dienst schaffen kann. Diese Vorteile haben Grundlagen, etwa eine intensive Gemeinwesenarbeit und die Vernetzung im Quartier. Nutzen Sie die »Schlüsselpersonen« im Quartier (Bürgermeister, Gemeinderäte, Pfarrer, Ehrenamtliche, etc.) als Lobby für Ihren Dienst. Sie sind die zentralen Werbeträger und nutzen mehr als jede Hochglanzbroschüre. Pflegen Sie Kontakte, bahnen Sie neue an und stellen Sie Ihre Leistungen und die Qualität überzeugend dar. Dafür brauchen Sie allerdings vor allem eines: Zeit. Die bekommen Sie nur, wenn Sie sich nicht als »Mutter vom Ganzen« sehen, sondern eindeutig als Leitung: Ihre Tür steht nicht immer offen, Sie delegieren Verantwortung und widmen sich klar auch der Arbeit in Ihrer Kommune.

---

1 Vgl. Meißner S (2015): Konkurrenzanalyse der ambulanten Pflegedienste in den 10 größten Städten Deutschlands. Im Internet: www.pflegemarkt.com

2 Bebenburg P von (2015): Pflegedienste schlagen Alarm. In: Frankfurter Rundschau vom 26. August 2015. Im Internet: http://www.fr-online.de/rhein-main/pflege-in-hessen-pflegedienste-schlagen-alarm,1472796,31601316.html

Wichtig **Das muss Ihr Ziel sein**

Für die Bürgerinnen und Bürger im Gemeinwesen sollte Ihr ambulanter Dienst der wichtigste Anbieter von ambulanten Dienstleistungen werden. Kundenorientiert, flexibel, wirtschaftlich klar strukturiert und offen für Neues.

Die Erwartungen Ihrer Kunden unterliegen einem ständigen Wandel. Professionalität und die Berücksichtigung individueller Wünsche sind gefragt! Nehmen Sie sensibel diese Entwicklungen auf und versuchen Sie, diesen gerecht zu werden. Nur so sichern Sie den Erfolg Ihres Dienstes. Passen Sie Ihr Portfolio den Veränderungen an, seien Sie einen Schritt voraus!

Der »Fachkräftemangel in der Pflege« ist fast täglich eine Schlagzeile wert. Für Sie nichts Neues, doch was können Sie tun? Auf die Gesamtsituation können Sie selbst mit verstärkten Ausbildungsaktivitäten nur marginal Einfluss nehmen. Sie müssen einfach attraktiv für Ihre Mitarbeiter sein (oder werden) – und das geht nur durch ein vorbildhaftes Führungsverhalten und die ausgewogene Beteiligung Ihrer Mitarbeiter.

Wichtig **Ihre Mitarbeiter – Ihr Potenzial**

Setzen Sie sich von Ihren Mitbewerbern ab. Entwickeln Sie eine gezielte Personalakquise, eine hohe Mitarbeiterzufriedenheit und eine erfolgreiche Personalentwicklung.
Die Zufriedenheit mit dem/der Vorgesetzten ist zentrales Kriterium. Mit Ihrem Führungsverhalten und der Beteiligung Ihrer Mitarbeiter haben Sie es selbst in der Hand!

Ihr Dienst hat nur dann eine Zukunft, wenn Sie zukünftige Entwicklungen frühzeitig erkennen und sich auf die veränderten Wünsche einstellen. Die Schere zwischen erzielbaren Erlösen und Kosten eines ambulanten Dienstes geht immer weiter auseinander. Personal- und Sachkosten steigen schneller als die Anpassung der Vergütungsätze für die erbrachten Leistungen. Nur durch ein umsichtiges Management ist es möglich, diese Schere zu schließen und wirtschaftlich erfolgreich zu sein.

Tipp

Wirtschaftlicher Erfolg ist eine Frage der Organisation. Schlüsselthemen sind dabei die Dienst- und Tourenplanung sowie die optimale Ausschöpfung der Leistungsansprüche der Klienten.

Qualität ist nach wie vor Erfolgsfaktor Nr. 1, mittel- und langfristiger Erfolg kann nur über eine hohe Qualität der Leistungserbringung erreicht werden. Dabei geht es nicht nur um eine Pflege unter Beachtung aller Expertenstandards, sondern auch um die »emotionale« Qualität der Dienstleistung. Klienten haben in der Regel hohe Erwartungen an die Freundlichkeit und Hilfsbereitschaft der Mitarbeiter und Mitarbeiterinnen. Aber Ihr Personal ist nicht per se freundlich und hilfsbereit. Es verfügt aber in den meisten Fällen über die emotionale Intelligenz[3] zur positiven Gestaltung der Kundenbeziehung. Hier setzt die gezielte Personalentwicklung an.

Wichtig **Gutes Personal fällt nicht vom Himmel**

Nur durch eine gezielte Personalentwicklung in fachlicher und emotionaler Sicht wird Ihr ambulanter Dienst langfristig erfolgreich sein können. Sie müssen eine klare Entscheidung für Ihre Leitungsfunktion treffen.

Gerade Neueinsteiger sind oft überfordert damit, die überbordenden Anforderungen an ihre Leitungsfunktion zu bewältigen: Da stürzen die Mitarbeiter herein, das Telefon klingelt, ein Klient meldet sich, weil er früher als erwartet aus dem Krankenhaus kam, Dienstpläne sind zu schreiben, Personalausfälle aufzufangen …

Eine gute Möglichkeit ist es hier, sich einen Coach zu nehmen und mit dessen Begleitung die Pflegedienstleitung so zu strukturieren, dass sie zu den eigenen Erwartungen, den Herausforderungen des Dienstes und den Erwartungen des Personals und der Kunden passt – und stets flexibel auf Veränderungen reagiert werden kann.

Ein Coaching ist übrigens kein Zeichen von Schwäche, ganz im Gegenteil: Oder kennen Sie einen Profisportler, der keinen Trainer hat?

---

[3] Vgl. Goleman D (1997): Emotionale Intelligenz. Dtv, Frankfurt/Main

1 Die Erfolgskriterien im Management – und der Mensch zählt doch!

Managen heißt Organisieren, Planen, Entscheiden, Kontrollieren und Führen. Dabei ist es völlig egal, ob Sie in einem international agierenden Automobilkonzern arbeiten oder in einem ambulanten Pflegedienst mit 20 Mitarbeitern. Als Inhaber einer Leitungsposition gehört das Management zu Ihren Aufgaben. Es liegt in Ihrer Verantwortung, dass Sie u. a.

- Personal führen,
- Arbeitsabläufe steuern,
- Qualität sichern und weiterentwickeln (u. a. durch Pflegevisiten),
- Konzepte entwickeln und evaluieren,
- Dokumentations- und Planungsinstrumente bereitstellen,
- eine geeignete und effiziente Kommunikation (intern und extern) sicherstellen.

Sie wissen das vermutlich schon und Sie wissen auch, dass der Teufel immer im Detail steckt. Deshalb beginnt unsere Reise ins Management ganz vorn, bei den Erfolgskriterien, den Grundlagen eines klugen Managements. Schauen wir sie uns also einmal an.

1.1 Erfolgskriterium Nr. 1: die emotionale Intelligenz

Kann man Führung eigentlich lernen? Im Prinzip ja. Doch jede Führungskraft braucht auch ein Quäntchen Talent, ein gewisses Händchen für die Führung. Sie braucht, neudeutsch ausgedrückt: emotionale Intelligenz. Ist die emotionale Intelligenz nicht da, nutzen auch die besten Personalführungsseminare nicht wirklich. Warum das so ist? Schauen Sie sich einmal an, wie Daniel Goleman[4] den Begriff »Emotionale Intelligenz«, in Anlehnung an Salovey und Gardner, definiert. Nach Goleman müssen Führungskräfte Folgendes können:

[4] Mühlisch S (2014): Das Prinzip Körpersprache im Unternehmen: Inspirationen für eine lebendige Ausgestaltung. Junfermann, Paderborn, S. 103

- »Die eigenen Emotionen kennen. Die eigenen Gefühle erkennen und akzeptieren, während sie auftreten. Diese Fähigkeit ist entscheidend für das Verstehen des eigenen Verhaltens und der eigenen Antriebe. Viele Menschen fühlen sich gegenüber ihren Gefühlen nicht verantwortlich, lehnen einige Gefühle ab und bekämpfen oder vermeiden sie.
- Emotionen beeinflussen. Statt Gefühle zu verdrängen, zu dramatisieren oder zu verharmlosen, können Gefühle so beeinflusst werden, dass sie der Situation angemessen sind. Selbstberuhigung, Perspektivenwechsel und Selbstempathie sind Möglichkeiten dazu.
- Emotionen in die Tat umsetzen. Emotionen helfen, um Ziele zu erreichen oder auch zu verhindern. Dies ist der Kern der Selbstmotivation und fördert die Kreativität sowie die Häufigkeit von Erfolgserlebnissen.
- Empathie. Auf Empathie beruht eine gesunde Menschenkenntnis und bildet das Fundament zwischenmenschlicher Beziehungen. Empathie ist die Basis erfolgreicher humaner Gesellschaften, es entsteht eine emergente Ordnung (spontane Herausbildung von neuen Eigenschaften oder Strukturen eines Systems infolge des Zusammenspiels seiner Elemente).
- Umgang mit Beziehungen. Die Kunst der Gestaltung von Beziehungen besteht im Wesentlichen im Umgang mit den Gefühlen anderer Menschen. Es ist die Grundlage für eine reibungslose Zusammenarbeit in nahezu allen (beruflichen) Umfeldern.«

Tipp

»Emotionale Intelligenz« ist ein relativ neuer Fachbegriff für eine Anzahl wirklich wichtiger menschlicher Eigenschaften. Das Schöne an diesen Eigenschaften ist, dass sie bei allen Menschen vorhanden sind, zumindest im Grundsatz. Noch schöner ist allerdings, dass Sie Ihre emotionale Intelligenz trainieren können.

Im Internet gibt es eine Reihe von Tests*, mit denen Sie herausfinden können, wie groß Ihre emotionale Intelligenz ist. An Büchern und Seminaren, die Sie bei diesem Training unterstützen können, herrscht ebenfalls kein Mangel.

* Schauen Sie doch mal auf die Seite http://www.welt.de/gesundheit/psychologie/article13532689/Emotionale-Intelligenz-laesst-sich-erlernen.html

1.2 Erfolgskriterium Nr. 2: das gemeinsame Ziel

Ja, er wird oft zitiert. Und, ja, Sie kennen ihn bestimmt auch. Trotzdem wollen wir ihn noch einmal sprechen lassen – ihn, Antoine de St. Exupéry: »Wenn Du ein Schiff bauen willst, dann trommle nicht Männer zusammen, um Holz zu beschaffen, Aufgaben zu vergeben und die Arbeit einzuteilen, sondern lehre die Männer die Sehnsucht nach dem weiten endlosen Meer.«

Exupéry war mehr Literat als Führungspersönlichkeit. Aber mal abgesehen vom romantischen Beiklang, ist an seinen Worten eben doch etwas dran: Es geht um ein gemeinsames Ziel, das alle teilen. Haben Sie ein gemeinsames Ziel? Und, wenn ja: Teilen Ihre Mitarbeiter dieses Ziel? Kennen sie es überhaupt?

Das Ziel jedes ambulanten Dienstes ist so alt wie die Branche der Dienstleistung: Allen Mitarbeitern sollte daran gelegen sein, dass es ihrem Unternehmen gut geht, dass die Zahlen stimmen, dass Kunden und Mitarbeiter zufrieden sind.

Sie kennen den Spruch vom »selben Boot, in dem alle sitzen«. Er wird gern ergänzt mit einem murrenden »aber die einen rudern und die anderen angeln«. Womit normalerweise gemeint ist, dass einige nichts tun, während die anderen die ganze Arbeit machen. Doch selbst wenn einige rudern und die anderen angeln, muss das noch nicht schlecht sein. Wenn das Ziel dieser Bootsreise heißt: »Wir haben eine weite Fahrt vor uns und es gibt nur wenig Platz für Proviant«, wäre ein abwechselndes Angeln und Rudern genau die richtige Strategie. Während die einen fürs Vorankommen sorgen, kümmern sich die anderen um die Nahrung. Jeder an seinem Platz.

Für das Management eines ambulanten Dienstes heißt das: Sie müssen jeden Mitarbeiter in die Gesamtaufgabe einbeziehen und ihm Verantwortung zugestehen. Niemand sollte sich nur als »kleines Rädchen in einem großen und unüberschaubaren Getriebe« fühlen. Um im Bild zu bleiben: Der Angler ist nicht mehr wert als der Ruderer, sofern beiden klar ist, dass das Ziel nur durch beide gemeinsam erreicht werden kann.

Fazit **Alle im selben Boot, unterwegs zum selben Ziel**

Als Führungskraft müssen Sie das Ziel Ihres Unternehmens kennen und Sie müssen es offenlegen. Nur wenn alle das Ziel kennen, können auch alle so mitarbeiten, dass das Ziel erreichbar wird.

1.3 Erfolgskriterium Nr. 3: der richtige Führungsstil

In der Führungslehre werden traditionell zwei extreme Ausprägungen des Führungsstils unterschieden: autoritär und laissez-faire.

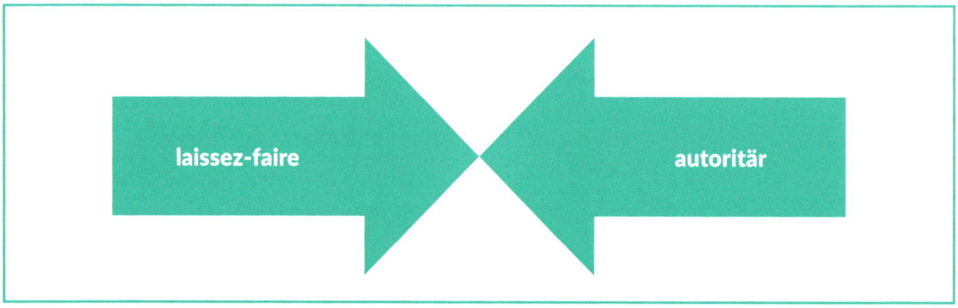

Abb. 1: Die beiden Extreme des Führungsstils.

Beim autoritären Führungsstil gibt die Führungskraft Aufgaben und Anordnungen weiter, ohne die Mitarbeiter in die Entscheidung einzubeziehen. Widerspruch oder Kritik der Mitarbeiter sind nicht erwünscht, werden im Extremfall sogar bestraft.

Beim Laissez-faire-Führungsstil lässt die Führungskraft den Mitarbeitern viele Freiheiten. Sie können über ihre Arbeit relativ weit selbst bestimmen. Andererseits greift die Führungskraft auch nicht helfend ein. Sie lässt einfach laufen. Es ist nicht verwunderlich, dass angesichts einer solchen Führung die Frage auftaucht, ob es sich überhaupt um eine ausgeübte Führung und damit einen Führungsstil handelt.

Zwischen diesen Extremen finden sich viele andere Führungsstile, unter anderem der patriarchalische und der kooperative Führungsstil. Welcher Führungsstil ist aber nun der richtige? Welcher Führungsstil verheißt den größten Erfolg? Um diese Frage zu beantworten, muss ein weiterer Führungsstil beleuchtet werden, der individuelle Führungsstil. Er hängt von drei Faktoren ab:

1. der Persönlichkeit der Führungskraft,
2. dem Team der Mitarbeiter und
3. der jeweiligen Situation und den daraus folgenden Notwendigkeiten.

Die Persönlichkeit einer Führungskraft hat den größten Einfluss auf ihren Führungsstil. Die Art der Führung muss zu den Charaktereigenschaften der Person passen, muss authentisch sein. Nur wer authentisch ist, kann Vertrauen gewinnen. Daneben bestimmen die Zusammensetzung des Teams und die persönlichen Eigenschaften der Teammitglieder das Führungsverhalten. Je selbstständiger und kompetenter das Team ist, umso weniger direktive Führung benötigt es. Wichtig ist auch, das Führungsverhalten an jeden einzelnen Mitarbeiter anzupassen, getreu dem Grundsatz: »So wenig Führung wie möglich, so viel Führung wie nötig.«

Unterschiedliche Situationen erfordern ein flexibles Verhalten der Führungskraft. In einer akuten Notsituation muss sie unter Umständen autoritär führen, um schwerwiegende Konsequenzen zu vermeiden. In Projektgruppen oder Qualitätszirkeln hingegen ist Kreativität gefragt – und die kann nur durch ein kooperatives oder gar demokratisches Führungsverhalten gefördert werden.

Welchen Führungsstil wir Ihnen empfehlen? Wir raten zum kooperativ-situativen Führungsstil mit den Merkmalen:
- Führung durch Zielvereinbarungen
- Transparenz des Führungshandelns für die Mitarbeiter
- weitgehende Delegation und Selbstständigkeit der Mitarbeiter
- vertrauensvolle Zusammenarbeit
- respektvoller Umgang
- Partizipation der Mitarbeiter an Entscheidungen
- Einbeziehung in die Weiterentwicklung des ambulanten Dienstes

»Mitverantwortung« ist ein wichtiges Stichwort, wenn es um Führung geht. Verteilen Sie die Last der täglichen Arbeit auf mehrere Schultern, etwa indem Sie die Position einer Bezugspflegekraft einführen, die für ein oder mehrere Touren verantwortlich ist.

Fazit **Erfolgreiche Führung ist eine Herausforderung für jeden Manager**

Sie müssen Ihre Persönlichkeit weiterentwickeln und Ihr Handeln ständig und regelmäßig reflektieren. Sie müssen Ihr Team kennen, die Positionen gut besetzen und darauf achten, wer an welcher Stelle stehen muss, damit das gemeinsame Ziel erreicht werden kann.

1.4 Erfolgskriterium Nr. 4: Wertschätzung

Wenn Mitarbeiter gefragt werden, was sie für die wichtigsten Eigenschaften einer guten Führungskraft halten, geben sie zumeist folgende Antworten:

Eine gute Führungskraft muss
- Vorbild sein,
- gerecht sein,
- offen und ehrlich sein,
- authentisch sein,
- Möglichkeiten der Partizipation anbieten.

Diese Eigenschaften »ihrer« Führungskraft haben für Mitarbeiter wesentlich größere Bedeutung als zum Beispiel die fachliche Kompetenz. Diese Eigenschaften sind auch die Garanten für eine wertschätzende Haltung der Führungskraft. »Wertschätzung und Anerkennung sind wichtige Führungsinstrumente. ... dort, wo der Mitarbeiter keine Wertschätzung erfährt, wird er sein Potenzial auch nicht aktivieren. Untersuchungen zeigen, dass Mitarbeiter bei ihren Führungskräften oft die ›basics‹ vermissen. Sie sagen nicht ›Bitte‹ und ›Danke‹, sondern behandeln Menschen als Instrumente.«[5]

Es geht daher nicht darum, dass Sie nie autoritär führen. Das dürfen Sie, wenn es die Situation verlangt. Aber manchmal müssen Sie auch sozusagen unsichtbar sein, damit Ihre Mitarbeiter in einem gegebenen Rahmen selber gestalten können.[6]

Fazit **Führung – eine Quadratur des Kreises**

Führung verlangt fachliches Knowhow, aber »mehr noch menschliche und charakterliche Anforderungen ... Es geht um nichts weniger als die Quadratur des Kreises zu schaffen, nämlich Excellence, Spitzenleistungen, Innovation auf der einen Seite ... mit Menschenwürde wie Wertschätzung, Fairness und Vertrauen, also den Sehnsüchten und Bedürfnissen der Mitarbeiter zu verbinden.«*

* Grote S (Hrsg.) (2012): Die Zukunft der Führung. Springer-Gabler, Berlin, S. 249

1.5 Erfolgskriterium Nr. 5: Vertrauen

Vertrauen können Sie nicht verordnen oder befehlen. Vertrauen wächst durch Ihr vorhersehbares Verhalten als Führungskraft. Verlässlichkeit ist der Nährboden für wachsendes Vertrauen! Hand aufs Herz: Vertrauen Sie Ihren Mitarbeitern? Vertrauen diese Ihnen? Bevor Sie jetzt klar und deutlich »Ja« sagen, möchten wir Ihnen kurz skizzieren, wie sich dieses Vertrauen, um das es hier geht, überhaupt feststellen lässt.

Als Führungskraft können Sie an bestimmten Kriterien feststellen, ob zwischen Ihrem Team und Ihnen wirkliches Vertrauen vorhanden ist. Wird Ihr ambulanter Dienst durch die folgenden Merkmale geprägt?

- Informationen fließen.
- Es besteht Offenheit – auch in schwierigen Situationen.
- Vereinbarungen werden eingehalten.
- Fehler werden als Chance zur Verbesserung verstanden.

---

[5] Frey D, Schmalzried L (2013): Philosophie der Führung. Gute Führung lernen von Kant, Aristoteles, Popper & Co. Springer, Berlin, S. 48

[6] Vgl. Grote S (Hrsg.) (2012): Die Zukunft der Führung. Springer-Gabler, Berlin, S. 249

Oder sieht es bei Ihnen eher so aus?
- Es wird Dienst nach Vorschrift geleistet.
- Niemand übernimmt Verantwortung für sein Tun.
- Neuerungen werden argwöhnisch betrachtet.
- Es gibt eine hohe Fluktuation bei Mitarbeitern (und Kunden).
- Die Stimmung im Team ist destruktiv.

Wichtig **Die Basisressource: Vertrauen**

Vertrauen ist wichtig, so wichtig, dass es auch als »Basisressource im Team« bezeichnet wird.* Wo Vertrauen herrscht, werden Missstände angesprochen, Fehler kommuniziert und mögliche Lösungen offen diskutiert.

* Vgl. Weidlich M (1995): Vertrauen: Die Basisressource im Team. In: Buchner D (Hrsg.) (1995):Team-Coaching: Gemeinsam zum Erfolg. Gabler, Wiesbaden, S. 132

1.6 Erfolgskriterium Nr. 6: Kommunikation

Eine offene und von Vertrauen geprägte Kommunikation ist zwingende Voraussetzung für ein gutes Arbeitsklima im Team. Sprechen Sie mit Ihren Mitarbeitern! Suchen Sie sie auf, bleiben Sie im Dialog. Das klingt einfach und ist doch sehr schwer. Gerade in ambulanten Diensten stammen die Führungskräfte häufig aus den eigenen Reihen. Das ist einerseits gut, denn so kennen sie die tägliche Arbeit aus dem Effeff. Das ist aber auch sehr schwer, denn aus einer Mitarbeiterin muss zunächst eine Führungskraft werden. Sie muss also ihr Denken und Handeln ändern und auch von außen aufs Team gucken können.

In der Kommunikation wird besonders schnell deutlich, wie gut jemand den Schritt in die Führung geschafft hat. Eine gute Kommunikation ist mehr als ein Gespräch unter Gleichen. Eine gute Kommunikation folgt ihren eigenen Regeln:
- Reden Sie per »Ich« und nicht per »Du«.
- Unterscheiden Sie zwischen Tatsache und Interpretation.
- Sorgen Sie für eine angenehme und störungsfreie Gesprächsatmosphäre.
- Bringen Sie Ihrem Gesprächspartner auch in kritischen Situationen Wertschätzung entgegen.
- Machen Sie Ihre Gedanken transparent.
- Hören Sie zu und lassen Sie Ihren Gesprächspartner ausreden.
- Fragen Sie mit offenen Fragen (sog. »W-Fragen«).
- Kritisieren Sie Mitarbeiter nur unter vier Augen.
- Bleiben Sie ruhig, auch wenn es in Ihnen »brodelt«.

Tipp

Sie werden erleben, dass Sie eine gute Kommunikation üben müssen. Es ist wie im Sport: Je mehr Sie trainieren, desto besser werden Sie. Als Führungskraft ist es Ihre Aufgabe, klar, offen und transparent zu kommunizieren. So schaffen Sie Orientierung und Halt im täglichen Miteinander.

Zu einer klaren Kommunikation gehört auch eine effiziente Dokumentation. In Gesprächsnotizen halten Sie Wichtiges fest, können ggf. daran erinnern und bei Unklarheiten für Klarheit sorgen.

Ihre Gesprächsnotizen sollten ein einheitliches Raster haben, damit Sie einerseits alle relevanten Informationen festhalten und andererseits einen schnellen Überblick haben (▸ Abb. 2).

wer	• Wer führte das Gespräch? • Wer war der Gesprächspartner?
wann	• An welchem Tag wurde das Gespräch geführt?
wie	• Handelte es sich um ein persönliches Gespräch oder ein Telefonat?
warum	• Was war Anlass des Gesprächs?
worüber	• Was waren die Inhalte des Gesprächs und die Ergebnisse?
wen	• Wen müssen wir über die Ergebnisse informieren und wer ist dafür verantwortlich?

Abb. 2: Aufbau einer Gesprächsnotiz.

1.6.1 Übergabegespräche und Übergabebuch

In ambulanten Diensten treffen sich die Mitarbeiter in der Regel nicht persönlich. Für die Informationsweitergabe gibt es zumeist ein Übergabebuch. Mitarbeitende sind verpflichtet, alle wichtigen Informationen aus ihrer Schicht in dieses Übergabebuch einzutragen bzw. sind verpflichtet, vor Antritt ihrer Schicht die Eintragungen im Übergabebuch zu lesen.

Als Pflegedienstleitung können Sie dieses Übergabebuch auch für Hinweise an alle Mitarbeitenden nutzen, indem Sie etwa auf Aushänge an der Plantafel verweisen (Fortbildungen, Änderungen des Dienstplans etc.).

1.6.2 Dienstbesprechungen

Regelmäßige Besprechungen mit dem Team eignen sich gut für eine effektive und effiziente Kommunikation und die Weitergabe von Informationen an die Mitarbeiter.

Tipp
Damit Themen für die nächste Dienstbesprechung nicht im Alltag untergehen, empfehlen wir Ihnen ein Memo. Hierin halten Sie alle vorgesehenen Themen fest. Es dient zugleich als Grundlage für die Tagesordnung.

Bereiten Sie alle Dienstbesprechungen nach demselben Muster vor:

- Planen Sie die Termine im Dienstplan ein.
- Laden Sie Ihre Mitarbeiter rechtzeitig ein.
- Erstellen Sie eine Tagesordnung und leiten Sie sie den Mitarbeitern rechtzeitig zu, damit sie sich vorbereiten können.
- Legen Sie fest, wer die Protokollführung übernimmt.
- Bereiten Sie eine Teilnehmerliste vor.

Bei Dienstbesprechungen sollten Sie als Leitung die Moderation möglichst selbst übernehmen. Achten Sie darauf, dass alle Mitarbeiter zu Wort kommen und sorgen Sie dafür, dass Diskussionen zielorientiert geführt werden.

Das Protokoll wird von der Protokollführung und der Führungskraft unterschrieben und allen Mitarbeitern zugänglich gemacht. Mitarbeiter, die nicht teilnehmen konnten, müssen auf dem Protokoll unterschreiben, dass sie von den Inhalten Kenntnis genommen haben.

1.6.3 Arbeitsgruppen und Qualitätszirkel – gelebte Teilnahme

Arbeitsgruppen und Qualitätszirkel sind gute Möglichkeiten, um Ihre Mitarbeiter an Entwicklungen und Entscheidungen teilhaben zu lassen. So fördern Sie die Motivation und nutzen die Ressourcen und die Kreativität im Team. Ein weiterer positiver Effekt: Entscheidungen, die als Ergebnis von Arbeitsgruppen oder Zirkeln getroffen werden, werden in der Regel schneller akzeptiert.

Ob Sie solche Gruppen selbst moderieren oder eine externe Moderation in Anspruch nehmen, ist abhängig vom Thema, der Zahl der Teilnehmer und der Frage, wie viele inhaltliche Beiträge Sie selbst in die Sitzungen einbringen wollen oder müssen. Denn: Der Moderator sollte selbst keine inhaltlichen Beiträge bringen, sondern den Prozess gestalten und sich selbst neutral verhalten.

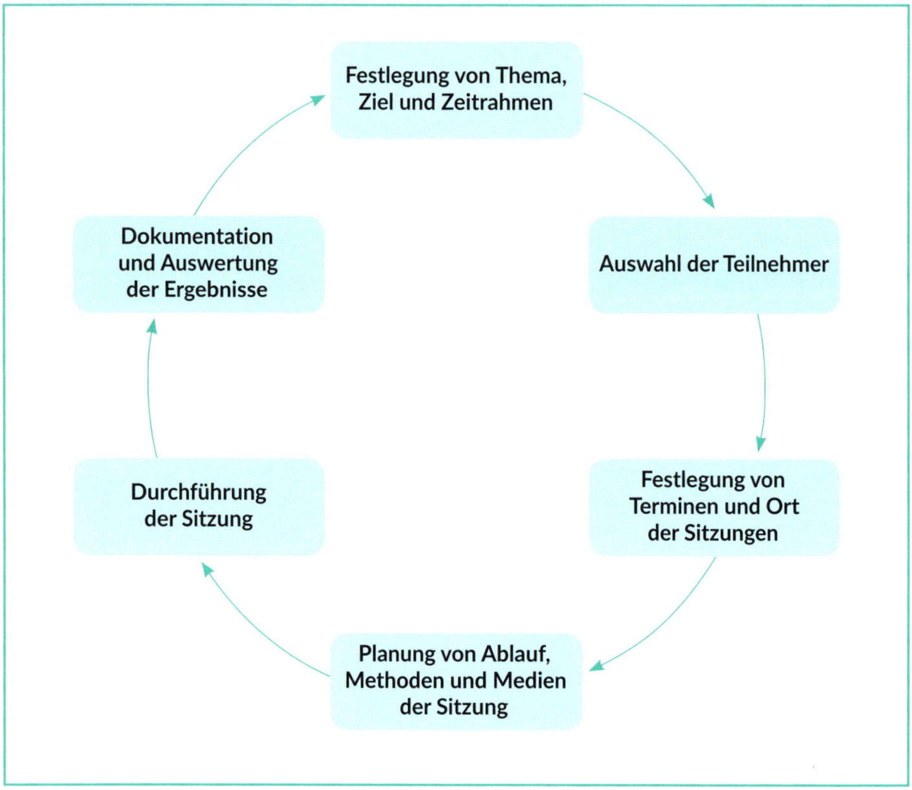

Abb. 3: Ablauf einer Arbeitsgruppen-Sitzung.

Die Moderation sollte durch eine Person erfolgen, die über Wissen und Erfahrung in der Steuerung von Gruppenprozessen sowie über ein großes Spektrum von Methoden und Medieneinsatz verfügt. Die Teilnehmer von Arbeitsgruppen sollten sich möglichst freiwillig beteiligen und über fachliche Kenntnisse zum Thema verfügen.

Wie wäre es z. B. mit einer Arbeitsgruppe, die alle Prozesse in ihrem ambulanten Dienst auf den Prüfstand stellt, die Abläufe klar definiert und Arbeitsplatzbeschreibungen eindeutig formuliert? Wenn jeder weiß, was der andere tut, muss im Notfall nicht immer derselbe einspringen.

2 Die Basis der ambulanten Pflege – Mitarbeiter finden & binden

Der viel diskutierte »Pflegenotstand« hat alle Bereiche der Pflege erfasst und damit auch die ambulanten Dienste. Einrichtungen und ambulante Dienste werden zunehmend Konkurrenten bei der Akquise qualifizierter Pflegekräfte. Insofern werden ambulante Dienste in Zukunft nicht umhin kommen, ihre bislang eher geringen Ausbildungsquoten zu steigern.

In den uns bekannten Kursen für Altenpfleger absolviert nur jeder Zehnte seine Ausbildung im ambulanten Bereich. Inwieweit eine generalistische Pflegeausbildung dieses Bild nachhaltig verändern wird, ist eine ebenso unbekannte wie langfristige Perspektive.

Kurzfristig hilft bei der Personalakquise nur der Blick auf die Zielgruppe der Pflegekräfte im reiferen Alter, die ihr berufliches Engagement reduzieren wollen, bzw. auf Berufsrückkehrerinnen nach der Familienphase, die eine Teilzeitbeschäftigung oder eine geringfügige Tätigkeit anstreben. Mitarbeitende, die eine Vollzeitbeschäftigung anstreben, finden die Arbeit in ambulanten Diensten mit den vielen geteilten Diensten eher unattraktiv, zumindest sind dies die sicher subjektiven Erfahrungen der Pflegedienstleitungen von ambulanten Diensten. Letzten Untersuchungen zufolge machen Vollzeitkräfte nur ein Viertel (26,4 %) der Beschäftigten aus.[7]

Und: Der Personalakquise sind Grenzen gesetzt. So bestehen viele Klientinnen darauf, von Frauen gepflegt zu werden. Das beschränkt die Einsatzmöglichkeiten für männliche Pflegekräfte und minimiert die Möglichkeiten der Personalgewinnung.

Ein weiterer, oft beklagter Nachteil in der ambulanten Pflege ist die beschränkte Zeit, die die Mitarbeiter bei den Klienten verbringen. So beschweren sich manche Mitarbeiter in ambulanten Diensten, dass sie im Vergleich mit der stationären Pflege die

---

[7] Vgl. Büscher A, Horn A (2010): Bestandsaufnahme zur Situation in der ambulanten Pflege. Ergebnisse einer Expertenbefragung. Bielefeld: Institut für Pflegewissenschaft an der Universität Bielefeld, S. 7. Im Internet: https://www.uni-bielefeld.de/gesundhw/ag6/downloads/ipw-145.pdf

Klienten täglich nur kurze Zeit pflegen und betreuen und somit nur schwer eine emotionale Beziehung aufbauen können. Hinzu kommen enge Zeittakte, hohes Arbeitsaufkommen und üppige Aufwendungen für Dokumentationen. Das hat Folgen: »Die Attraktivität des Pflegeberufes hat in den letzten Jahren gelitten. ... Die hohe Verdichtung in der ambulanten Pflege ist der Gesundheit und Motivation des Pflegepersonals abträglich.«[8] Dennoch sind ambulante Pflegedienste ein unverzichtbarer Bestandteil des Gesundheitswesens. Und sie sind allen schwierigen Rahmenbedingungen zum Trotz ein gesuchtes Arbeitsfeld: »Allein in Baden-Württemberg schnellte die Zahl der Pflegedienste in der ambulanten Pflege von 845 im Jahr 1999 auf 1110 im Jahr 2011. Ein zweiter eindrucksvoller Indikator ist der Personalanstieg. Arbeiteten im Jahr 1999 insgesamt 19 216 Beschäftigte in der ambulanten Pflege, so wuchs die Zahl zum Berichtsjahr 2011 um circa 50 Prozent auf 28 895.«[9]

Schließlich hat eine Tätigkeit im ambulanten Bereich auch Vorteile: Die Selbstständigkeit der einzelnen Pflegekraft ist größer. Sie kann mehr und größere Verantwortung übernehmen. Flexiblere Arbeitszeitmodelle sorgen für eine bessere Vereinbarkeit von Familie und Beruf.

Dies sind Chancen für Ihren ambulanten Pflegedienst, mit denen Sie am immer knapper werdenden Angebot qualifizierter Arbeitskräfte partizipieren können.

Nicht in allen Fällen sind es examinierte Pflegekräfte, die in ambulanten Diensten arbeiten. Vielfach sind es Pflegehilfskräfte, die hier ein attraktives Arbeitsfeld sehen. Das hat Folgen auch für Sie als Leitungskraft. Modelle von speziellen Pflegetouren für angelernte Pflegekräfte, die nur die Grundpflege bzw. die erlaubten behandlungspflegerischen Maßnahmen ausführen, werden, trotz aller administrativen Probleme in der Praxis, an Bedeutung gewinnen. Im Umkehrschluss heißt das: Sie müssen viel Zeit aufbringen, um aus den unterschiedlichsten Gruppen von Mitarbeitenden wirkliche Teams zu formen. Denn: »Es mangelt nicht nur an der ausreichenden Anzahl von Mitarbeitenden, sondern auch an solchen, die belastbar, intrinsisch motiviert und leistungsstabil sind.«[10]

8 Die aktuelle Situation der ambulanten Pflegedienste. Im Internet: http://www.caritas.de/neue-caritas/heftarchiv/jahrgang2013/artikel/die-aktuelle-situation-der-ambulanten-pf

9 Ebd.

10 Kämmer K (2014): Personalentwicklung. Von wertschätzender Haltung zu wertschöpfender Entwicklung. Managementbibliothek. Schlütersche, Hannover

Fazit **Personal – Immer nur so gut wie seine Entwicklung**

Personalentwicklung ist »eine absolut wichtige Führungsaufgabe: Erkennen Sie Potenziale von Mitarbeitenden und nutzen Sie sie. Schaffen Sie Strukturen, damit jede(r) möglichst seine Stärken leben kann.«*

* Kämmer K (2014): Pflegemanagement in Altenpflegeeinrichtungen. Schlütersche, Hannover, S. 121

Sie werden die Personalnot in der Pflege nicht im Alleingang ändern. Als Führungskraft in einem ambulanten Dienst müssen Sie aber in der Lage sein, das Beste aus der Situation zu machen. Das heißt: Betreiben Sie eine intensive Personalakquise, strukturieren und qualifizieren Sie den Prozess der Einarbeitung und schmieden Sie aus Ihren Mitarbeitern Teams, die belastbar, flexibel und kompetent sind.

Denn Teamgeist ist offensichtlich eine erfolgreiche Formel, um für neue Mitarbeiter interessant zu sein (und die alten zu halten). Die Frankfurter Rotkreuzkliniken haben mit dem Schlagwort »Teamgeist« sogar eine erfolgreiche Werbung für sich bzw. für ihre Pflegekräfte gemacht[11]. Unterstützt durch Fachleute einer Agentur wurde eine sog. »Employer Branding-Kampagne« ins Leben gerufen. Auf den Plakaten warben Pflegekräfte um neue Kollegen. Man stellte sich selbstbewusst vor, etwa mit dem Slogan: »Qualifizierte Kollegen muss ich hier nicht suchen. Sie sind da.« Per Plakataktion, Youtube-Videos, Facebook und einer eigenen Website werben die Pflegekräfte um neue Kollegen.

2.1 Personalgewinnung und Einarbeitung

Nur mit qualifizierten und motivierten Mitarbeitern kann ein Dienst langfristig erfolgreich arbeiten und sich am Markt behaupten. Leider ist das Fehlerpotenzial bei der Personalgewinnung und Einarbeitung hoch. Erstere erfolgt oft kurzfristig, überstürzt und unstrukturiert. Letztere erfolgt – schlimmstenfalls – gar nicht. Die Folge: Die Fluktuation im Dienst bleibt hoch, die Unzufriedenheit auch.

Personalgewinnung ist kein Zufallsprodukt, sondern Ergebnis eines strukturierten Prozesses, der keinesfalls nur dann stattfindet, wenn Sie gerade jemanden brauchen. Personalgewinnung fängt viel früher an: Sie geschieht bereits, wenn sich ein Praktikant meldet. Sie findet schon dort statt, wo sich Ihr ambulanter Dienst im Straßenbild zeigt (sauberes Auto, gelassener Fahrstil). Sie erstreckt sich über Öffentlichkeits-

[11] http://www.teamgeist-erleben.de/tgindex.html

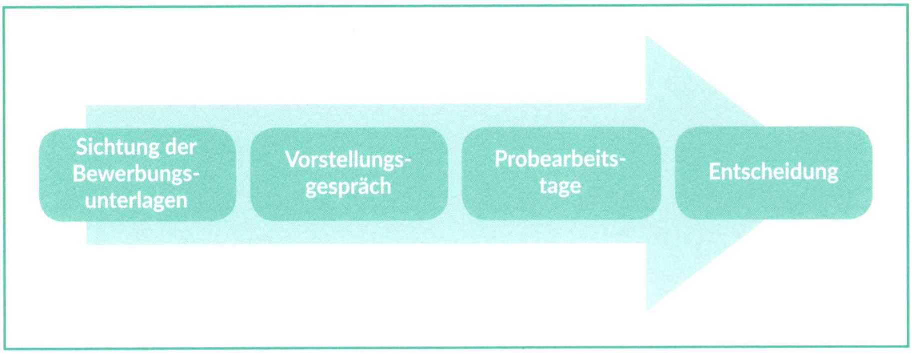

Abb. 4: Personalauswahl mit System.

arbeit (Reden Sie doch mal über das Gute, das Sie in Ihrem Dienst tun – vor allem mit der Presse!). Sie geschieht in den sozialen Netzwerken (Hat Ihr Dienst eine gepflegte Homepage, einen Facebook-Auftritt?). Personalakquise ist auch Mundpropaganda (Wie reden Ihre Mitarbeiter wohl mit anderen Kollegen über ihren Dienst?) Schauen Sie sich einfach mal gut an, was wir Ihnen gerade von den Frankfurter Rotkreuzkliniken erzählt haben – das funktioniert nicht nur für Kliniken!

Natürlich können Sie die Akquise auch klassisch angehen: Die gute alte Zeitungsanzeige ist noch nicht ganz tot und findet vor allem in der Fachpresse auch interessierte Leser. Gelegentlich kommt auch mal die ein oder andere Initiativbewerbung. Solche sollten Sie zur Seite legen, um im Falle eines Falles darauf zurückgreifen zu können.

2.1.1 Die Auswahl

Da liegen sie, die Bewerbungsmappen! Schätzen Sie sich glücklich, wenn Sie einige interessante Bewerber zur Auswahl haben. Blättern Sie die Mappen durch und reagieren Sie zügig, freundlich und zielorientiert (▶ Abb. 4).

Achten Sie bei der Sichtung der Bewerbungsunterlagen auf:

- Vollständigkeit der Unterlagen
- Gestaltung der Bewerbung (Orthografie, Schreibstil, Übersichtlichkeit)
- Bewerbungsfoto (ansprechend und geeignet)
- Erfüllung der Stellenvoraussetzungen (Schulabschluss, Ausbildung, Berufserfahrung, speziell geforderte Qualifikationen)
- Führungserfahrung (nur bei Einstellung als Führungskraft)
- Lücken im Lebenslauf, die nicht erklärt sind
- fehlende Unterlagen

Wichtige Informationen verrät Ihnen auch das Anschreiben. Wie ist der Schreibstil, wie gut die Rechtschreibung? Gelingt es der Bewerberin, in wenigen Sätzen sich und ihre Eignung für die Stelle zu beschreiben? Gewinnen Sie den Eindruck, dass sich die Bewerberin mit der ausgeschriebenen Stelle und Ihrem Dienst beschäftigt hat?

Der Lebenslauf gibt Aufschluss über die bisherige berufliche und persönliche Entwicklung der Bewerberin. Sie können einen solchen Lebenslauf auf zwei Arten prüfen: nach der Zeitfolgenanalyse oder der Positionsanalyse. Bei der Zeitfolgenanalyse betrachten Sie die zeitliche Dauer und die Zahl der bisherigen Tätigkeiten. Besonders Wechsel von Arbeitsstellen in kurzen Abständen oder stets am Ende der Probezeit sollten Sie im Vorstellungsgespräch kritisch hinterfragen. Bei der Positionsanalyse prüfen Sie den beruflichen Auf- oder Abstieg. So erhalten Sie Anhaltspunkte für Brüche in der beruflichen Entwicklung, die Sie im Vorstellungsgespräch auf die Hintergründe (z. B. Krankheit oder private Veränderungen) abklopfen.

Zeugnisse spiegeln die Leistungen und das Verhalten eines Bewerbers wider. Je länger ein Zeugnis zurückliegt, umso weniger bedeutsam ist es. Besonders aufmerksam sollten Sie die Arbeitszeugnisse prüfen. Ein einfaches Arbeitszeugnis enthält lediglich die persönlichen Daten des Arbeitnehmers sowie eine Beschreibung von Art und Dauer der Beschäftigung. Sollte der Bewerber nur solche Zeugnisse vorlegen können, sollten Sie sehr vorsichtig sein. Er wird wohl nicht der richtige Mitarbeiter für Ihr Team sein. Schließlich hat jeder Arbeitnehmer Anspruch auf ein qualifiziertes Arbeitszeugnis, in dem seine Leistungen möglichst konkret gewürdigt werden. Aber Achtung: Ein einziges einfaches Arbeitszeugnis unter vielen anderen qualifizierten in der Bewerbermappe ist kein Grund für eine Ablehnung. Es dient evtl. nur dem Nachweis einer Tätigkeit in dem Arbeitsfeld. Aber auch das lässt sich im Vorstellungsgespräch besprechen.

Die gängigen Umschreibungen (von »vollster Zufriedenheit« bis zu »hat sich bemüht«) sollten Ihnen vertraut sein, wenn Sie Zeugnisse lesen. Nur so können Sie entschlüsseln, wie gut der Bewerber von seinem früheren Arbeitgeber eingeschätzt wurde. Doch auch diese Beschreibungen sind immer nur die halbe Wahrheit. Laden Sie also durchaus auch Bewerber ein, deren Noten nicht ganz so schillernd sind.

Haben Sie das Glück, eine größere Zahl von Bewerbungen sichten zu können, bietet es sich an, für jede Bewerbung ein Übersichtsblatt zu erstellen (▸ Tab. 1).

Tab. 1: Übersichtsblatt für Bewerbungen

Name, Vorname						
Alter						
Wohnort						
Familienstand/Kinder						
Derzeit beschäftigt wo/als						
Bewerbung als						
Stellenumfang						
Zeitliche/Örtliche Flexibilität						
Eingruppierung						
Möglicher Einstellungstermin						
Berufliche Erfahrung	1	2	3	4	5	6
Zeugnisse	1	2	3	4	5	6
Auftreten	1	2	3	4	5	6
Bewerbungsunterlagen	1	2	3	4	5	6
Gesamteindruck	1	2	3	4	5	6
Entscheidung	Absage	Reserve	Einstellung	Sonstiges		
Einstellungstermin						
Sonstige Bemerkungen						

Nach der Qual der Wahl

Zu einem Vorstellungsgespräch laden Sie nur noch jene Bewerber ein, die nach Ihrer gründlichen Vorauswahl als Mitarbeiter in Betracht kommen. Alle anderen Bewerber erhalten eine freundliche Absage.

Assessments, eine zusätzliche Quelle von Informationen über die Bewerber

Assessment-Center (AC) bzw. Assessment-Übungen bei der Personalauswahl werden inzwischen von sehr vielen Unternehmen eingesetzt. Sie dienen dazu,

- ein umfassendes Bild von den Bewerbern zu erhalten,
- Bewerber auf ihre Kompetenzen in der »Praxis« zu prüfen.

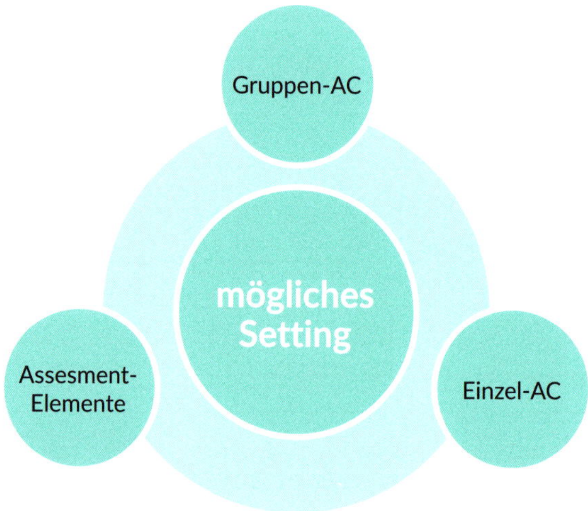

Abb. 5: Mögliche Settings in einem Assessment-Center

Mögliche Übungen in einem Assessment-Center:

- Gruppendiskussionen
- Fast-finding-Simulation
- Präsentation
- Postkorb-Übung
- Fallstudien
- Rollen-Übungen

2.1.2 Das Vorstellungsgespräch

Sorgen Sie im Vorstellungsgespräch für eine angenehme und störungsfreie Atmosphäre. Lassen Sie sich und dem potenziellen neuen Mitarbeiter genügend Zeit. Steigen Sie locker ins Gespräch ein, machen Sie ein bisschen Smalltalk (»Haben Sie gut hergefunden?«), erzählen Sie erst einmal über Ihren Dienst und die Inhalte der Stelle. Aber halten Sie bitte keine langen Vorträge! Notieren Sie sich einige Stichpunkte auf einem Blatt Papier und reden Sie nicht länger als fünf Minuten.

Dann geben Sie dem Bewerber die Möglichkeit, seine Motivation für die Bewerbung und seine Vorstellungen hinsichtlich der Arbeitsstelle zu formulieren. Verzichten Sie darauf, ihn die Daten aus seinem Lebenslauf »herunterbeten« zu lassen – diese sollten Sie kennen und Sie sollten auch gezielte Fragen dazu stellen können.

Fazit **Alle Fragen klären**

Ein Vorstellungsgespräch ist dann erfolgreich, wenn beide Seiten ihre Vorstellungen geklärt und alle wichtigen Fragen erörtert haben. Sagen Sie dem Bewerber, wie sich das weitere Verfahren gestaltet und wann er mit einer Reaktion Ihrerseits rechnen kann.

Um ein Bild über die Bewerber und ihre Eignung für die zu Stelle auch in einer Rangfolge zu erhalten, eignet sich eine Entscheidungsmatrix. Sie stellt die Erfüllung der Anforderungen durch die Bewerber dar (▶ Tab. 2).

Tab. 2: Beispiel einer Entscheidungsmatrix für eine Stelle als Pflegefachkraft (hier mit Schulnoten, aber auch eine Punktesystem ist möglich)

Anforderung	Bewerber 1	Bewerber 2	Bewerber 3
abgeschlossene Ausbildung/Note	2	4	3
Zusatzqualifikation	4	1	2
Berufserfahrung	1	3	4
Arbeitszeugnisse	3	3	2
Qualität Bewerbung	4	2	2
Freundlichkeit	1	2	2
Klarheit in den Vorstellungen	3	4	2
Empathie	1	2	3
Qualitätsbewusstsein	2	1	2
Bewusstsein für die Bedürfnisse der Klientel	2	2	2
Belastungsfähigkeit	3	3	2
passt ins Team	1	3	2
Ergebnis Probearbeitstag	2	1	3
Gesamteindruck	2	3	3
Summe	31	34	34

Tipp
Ein Probearbeitstag ermöglicht das gegenseitige Kennenlernen und erhöht die Entscheidungssicherheit beider Seiten, ob eine Zusammenarbeit möglich und gewünscht ist.

2.1.3 Die Einarbeitung

Die gezielte Einarbeitung neuer Mitarbeiter ist sehr wichtig, wird aber in der Praxis aufgrund von Personalengpässen oft vernachlässigt. In vielen ambulanten Diensten muss der neue Mitarbeiter vom ersten Tag an allein zusehen, wie er zurechtkommt. Dabei ist eine gute und gezielte Einarbeitung ein Garant dafür, dass sich der neue Mitarbeiter im ambulanten Dienst und im Team willkommen fühlt und schnell mit den Besonderheiten seines Arbeitsplatzes vertraut wird. Schauen wir uns einmal an, wie es im Idealfall ablaufen könnte:

Die Einarbeitung beginnt mit der Begrüßung des neuen Mitarbeiters. Alle im Team sollten wissen, dass ein und welcher neue Mitarbeiter heute seine Arbeit beginnt. Der erste Arbeitstag ist für den/die »Neue/n« ein aufregender, aber auch entscheidender Tag, denn der erste Eindruck prägt! Ein kleiner Blumengruß erfreut und sorgt für einen guten Arbeitsbeginn. Ermöglichen Sie dem neuen Mitarbeiter, Ihren Dienst und das Team kennenzulernen. Notwendige Unterlagen, Dienstkleidung und erforderliche Schlüssel sollten bereitliegen.

Hilfreich ist für den/die »Neue/n«, wenn ihm/ihr ein Pate zur Seite gestellt wird, der sie/ihn in den ersten Tagen auf seinen Touren begleitet.

Mit einem Einarbeitungsplan wird sichergestellt, dass der neue Mitarbeiter alle wichtigen Informationen und Einweisungen erhält – zeitlich gegliedert und strukturiert. Sinnvoll ist es, die Einarbeitung neuer Mitarbeiter im Qualitätsmanagement verbindlich zu regeln. Dazu gehören auch Zwischengespräche, die zur Reflexion und zur weiteren Planung der Einarbeitung dienen.

Einarbeitung ist zusätzlicher Aufwand, der sich aber auszahlt, denn
- neue Mitarbeiter finden sich schneller zurecht;
- die Sicherheit und Motivation der »Neuen« steigt;
- die Verbundenheit mit dem neuen Arbeitgeber wird gefördert;
- der neue Mitarbeiter ist schneller in der Lage, gute Arbeit zu leisten.

Wichtig **Einarbeitung - nur echt mit Dokumentation**

Der Verlauf der Einarbeitung ist zu dokumentieren und zur Personalakte zu nehmen. Auch der MDK fordert einen solchen Nachweis.

2.2 Teamentwicklung

Ein Team ist mehr als die Zusammenfassung mehrerer Mitarbeiter in einer Organisationseinheit. Team sein heißt:

- vertrauensvoll zusammenzuarbeiten,
- eine gute Kommunikation der Teammitglieder untereinander,
- gegenseitige Anerkennung und Respekt,
- füreinander einstehen und sich gegenseitig unterstützen.

Das dies funktioniert, ist nicht selbstverständlich und geschieht in den seltensten Fällen von selbst. Man unterscheidet in der Entwicklung von Teams unterschiedliche Phasen (▸ Abb. 6).

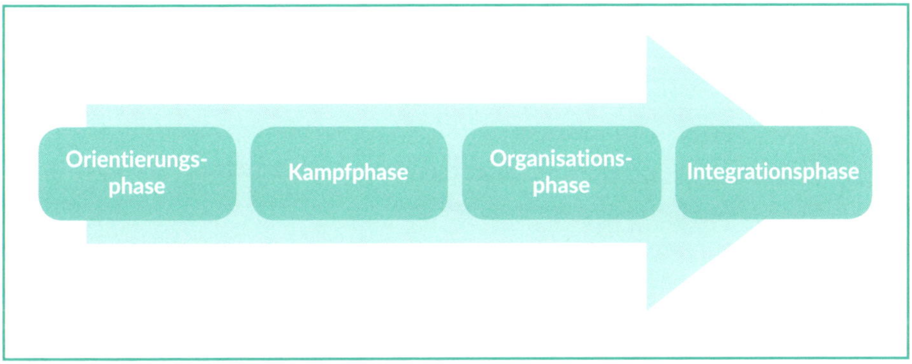

Abb. 6: Phasen der Teamentwicklung.

Es ist Ihre Aufgabe als Leitung, aktiv darauf hinzuwirken, dass Ihr Team möglichst unbeschadet und schnell aus der Orientierungs- und Kampfphase in die konstruktiven Phasen der Organisation und Integration eintreten kann. Hilfreiche Unterstützung bieten dabei regelmäßige und strukturierte Teamsitzungen, in denen verschiedene Facetten der Arbeit beleuchtet werden(▸ Abb. 7).

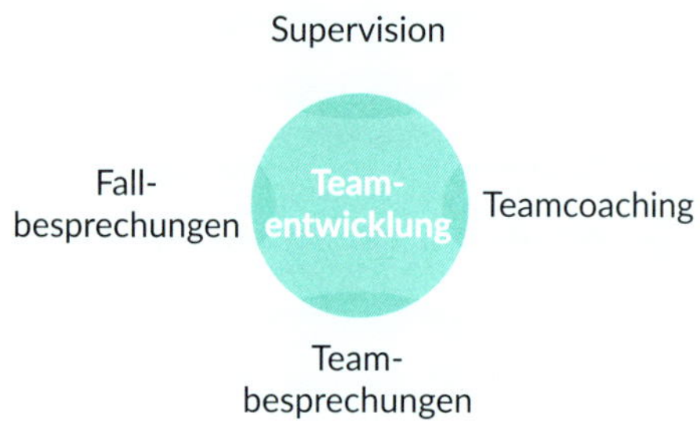

Abb. 7: Die unterstützenden Faktoren im Teambildungsprozess.

Nochmal zu den Frankfurter Rotkreuzkliniken, die wir jetzt schon mehrfach erwähnt haben. Aber tatsächlich kann man diese Form der Personalakquise nicht hoch genug schätzen. Sie weist einige wichtige Parameter einer erfolgreichen Organisation auf:

- gezielte Personalauswahl
- hohe Qualitätsstandards
- klar definierte Mitarbeiterbeteiligung
- fortlaufende Personalentwicklung
- Wertschätzung des Personals

2.3 Beteiligung der Mitarbeiter an strategischen Entscheidungen

Wenn Sie Ihre Mitarbeiter motivieren und ihre fachlichen Ressourcen optimal nutzen möchten, sollten Sie sie auch an strategischen Entscheidungen beteiligen. Team-Entscheidungen werden in höherem Maße akzeptiert. Das Team wird alles versuchen, damit die getroffene Entscheidung auch zum Erfolg führt, z. B. bei:

- Veränderung des Versorgungsgebiets des ambulanten Dienstes
- Ausweitung oder Einschränkung der Angebotspalette
- Entscheidung für ein Qualitätsmanagementsystem
- Fusionen mit anderen Diensten
- Eingehen von Kooperationen
- Einsatz oder Wechsel eines EDV-Programms

Holen Sie aktiv, in Dienstbesprechungen oder Arbeitsgruppen, die Meinungen Ihrer Mitarbeiter ein. Wägen Sie mit ihnen gemeinsam Vor- und Nachteile der Alternativen ab. So gewinnen Sie eine größere Basis für eine sachgerechte Entscheidung, die auch von allen mitgetragen wird.

2.4 Mitarbeitergespräche

Mitarbeitergespräche sind gelebte Personalführung und ein Instrument der Personalentwicklung. Sie sollten einmal jährlich stattfinden, die Ergebnisse werden protokolliert. Mitarbeitergespräche ermöglichen:

- einen offenen, vertrauensvollen Dialog zwischen Mitarbeiter und Führungskraft;
- eine Verbesserung der Arbeitszufriedenheit und damit der Motivation des Mitarbeiters;
- eine bessere Nutzung der Ressourcen des Mitarbeiters;
- eine Transparenz von Leistungen und Verhalten;
- eine zielgerichtete Karriereplanung und
- die Vereinbarung von Zielen.

Damit ein solches Gespräch erfolgreich verläuft, müssen Sie es vorbereiten und strukturieren. Machen Sie sich mit den wichtigen Aspekten des Gesprächs vertraut und teilen Sie dem Mitarbeiter die wesentlichen Gesprächsinhalte mit, damit er sich ebenfalls vorbereiten kann.
Jedes Mitarbeitergespräch verdient diese sorgfältige Vorbereitung (▶ Abb. 8). Dass Sie sich für ein solches Gespräch Zeit nehmen und einen passenden, störungsfreien Rahmen dafür haben, versteht sich fast von selbst.

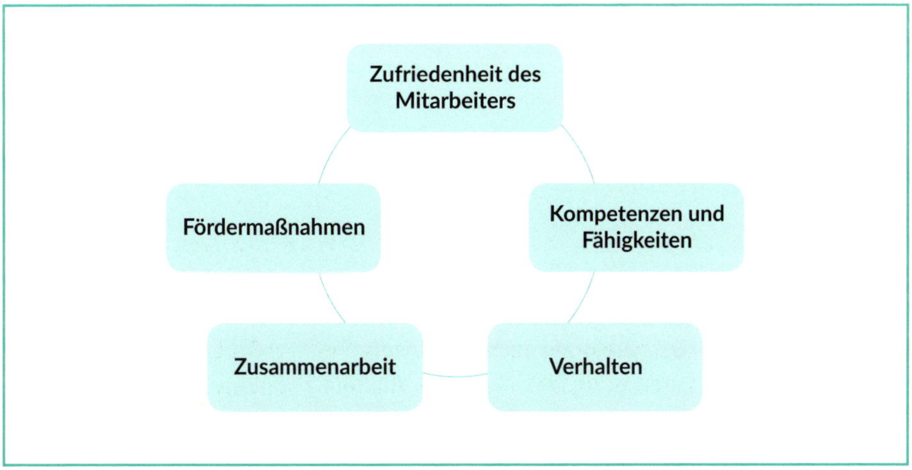

Abb. 8: Inhalte eines Mitarbeitergesprächs.

Sie können dieses Gespräch auch noch durch eine Beurteilung und/oder eine Zielvereinbarung ergänzen. Im Gespräch selbst gilt es, für eine entspannte Atmosphäre zu sorgen, mit einem guten Gesprächseinstieg die Nervosität des Mitarbeiters zu reduzieren, Gesprächsziele und Zeitrahmen klar zu definieren und die Ergebnisse möglichst einvernehmlich zu dokumentieren. Geben Sie dem Mitarbeiter genügend Gelegenheit, seine eigene Sichtweise darzustellen, und motivieren Sie ihn dazu.

Fazit **Mitarbeitergespräche – die Themen gehen nicht aus**

Anlässe und Themen für Mitarbeitergespräche gibt es viele:
- »Ziele vereinbaren
- Beurteilungen besprechen
- Entwicklung und Förderung der Mitarbeiter
- Jahresgespräche
- Einführung in die Betriebsgemeinschaft
- Gute Leistungen anerkennen
- Unzureichende Leistungen kritisieren und verbessern
- Fehlzeitengespräch/Rückkehrgespräch
- Klärung disziplinarischer Fragenstellungen/Abmahnungen
- Kündigungs- und Trennungsgespräche
- Abgangsgespräche
- Sachaufgaben besprechen
- Kompetenzen und Verantwortung übertragen (Delegation)
- Kenntnisse und Fertigkeiten an die Mitarbeiter weitergeben
- Unterstützung bei persönlichen Problemen des Mitarbeiters
- Vorstellungsgespräche«*

* Mentzel W, Grotzfeld S, Haub C (2014): Mitarbeitergespräche erfolgreich führen. Haufe-Lexware, Freiburg, S. 18

2.4.1 Beurteilen und bewerten

Beurteilungen und Bewertungen geben dem Mitarbeitenden Anhaltspunkte, wie Sie seine Arbeit sehen, und ermöglichen eine gezielte Förderung. Sie können auch Grundlage für eine leistungsorientierte Bezahlung sein. Die Beurteilungen sollten auf der Grundlage eines trägerweiten Beurteilungssystems erfolgen, das von der Mitarbeitervertretung im Rahmen der betrieblichen Mitbestimmung anerkannt wurde.

Die Vorteile eines einheitlichen Beurteilungs- und Bewertungssystem:
- Vergleichbarkeit von Beurteilungen innerhalb des Mitarbeiterteams
- Transparenz der Beurteilungskriterien und der Bewertungsmaßstäbe
- Gewinnung von Erkenntnissen für die gezielte Personalentwicklung

Beurteilungen können periodisch oder aus bestimmten Anlässen erfolgen:
- Ende der Probezeit
- Wechsel eines Arbeitsplatzes innerhalb des Trägers
- Auswahl für eine spezifische Fort- oder Weiterbildung

- geplanter Wechsel auf eine höherwertige Stelle
- Wunsch des Mitarbeiters
- Umsetzung einer disziplinarischen Maßnahme

Es empfiehlt sich, wenn Sie einen Beurteilungsbogen nutzen, der auf einem analytischen Verfahren beruht. Die Punkte- oder Notenvergabe ermöglicht Ihnen eine Vergleichbarkeit zwischen Mitarbeitern und die Bildung von Rangfolgen. Freie Formulierungen sollten Sie nur als Ergänzung und Erläuterung der Punkteverteilung benutzen.

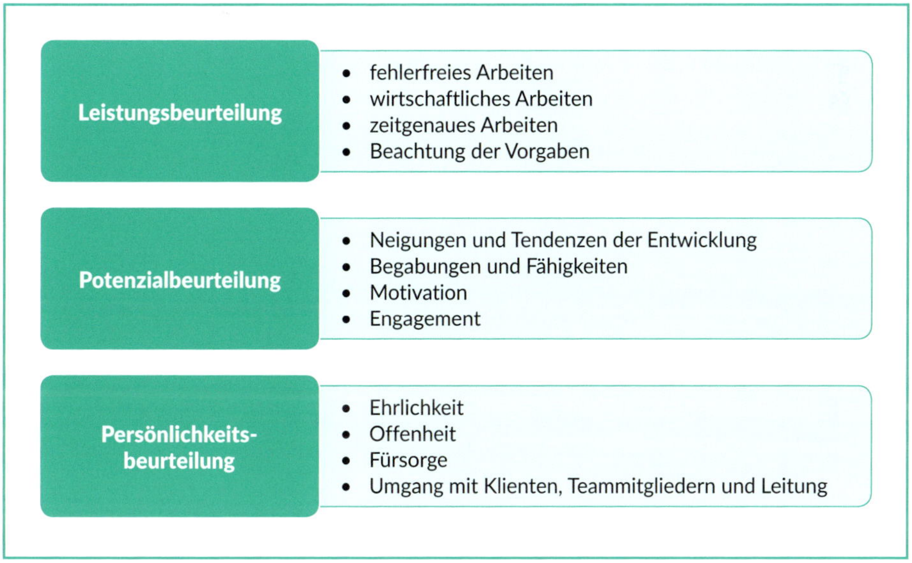

Abb. 9: Beispielhafte Inhalte einer umfassenden Beurteilung.

Beurteilungsbogen

Name, Vorname:

Funktion:

Mitarbeiter/in seit:

Vorgesetzte/r:

Letzte Beurteilung:

Aktuelle Aufgabenschwerpunkte:

Beurteilungskriterien:

Kriterien	Sehr gut	Gut	Befriedigend	Ausreichend	Nicht ausreichend
Arbeitsplanung					
Selbständigkeit					
Verantwortungsbereitschaft					
Flexibilität					
Fachwissen					
Arbeitsverhalten					
Kritikfähigkeit					
Kommunikationsverhalten					
Teamfähigkeit					
Kundenorientierung					
Ab hier nur bei Führungskräften					
Aufgabendelegation					
Anleitung der Mitarbeitenden					
Förderung der Mitarbeitenden					
Führungsverhalten					
Vorbildfunktion					
Zusammenarbeit mit Vorgesetzte					
Einhalten von Zielen					

Abb. 10: Beurteilungsbogen.

Sie sollten die Beurteilung im Gespräch mit dem Mitarbeiter ausführlich besprechen. Der Mitarbeiter darf auf dem Beurteilungsbogen auch seine abweichende Sichtweise festhalten.

Das Ziel jeder Beurteilung ist die höchstmögliche Objektivität, aber – seien wir ehrlich – es gibt immer nur subjektive Beurteilungen und Bewertungen. Als Beurteilender müssen Sie sich dieser Tatsache bewusst sein und die typischen Beurteilungsfehler kennen (▸ Tab. 3).

Tab. 3: Typische Beurteilungsfehler

Projektionsfehler	Auf den Mitarbeiter werden Fähigkeiten und Eigenschaften der Person des Beurteilers projiziert, wenn vermeintliche Ähnlichkeiten mit der Person des Beurteilers festgestellt werden.
Vorurteile	verzerren die Wahrnehmung des Beurteilers entweder zu Gunsten oder zu Ungunsten des Mitarbeiters
Sympathie und Antipathie	beeinflussen unbewusst den Leistungswillen des Beurteilten und das Urteilsvermögen des Beurteilers
Der erste Eindruck	kann zu vorschnellen Urteilen führen und sehr lange erhalten bleiben

Außerdem kann Ihre Wahrnehmung durch Wahrnehmungsverzerrungen beeinflusst sein. D. h., Sie über- oder unterbewerten bestimmte Eigenschaften und Verhaltensweisen (▸ Tab. 4).

Tab. 4: Typische Wahrnehmungsverzerrungen

Halo-Effekt	Eine einzelne Eigenschaft des zu Beurteilenden überstrahlt andere Eigenschaften und Merkmale, besonders diejenigen, die nur schwer zu beobachten sind (halo = engl. Heiligenschein).
Nikolaus-Effekt	Kürzlich festgestellte Leistungen wiegen schwerer als Leistungen, die schon länger zurückliegen.
Hierarchie-Effekt	Mitarbeiter höherer Hierarchiestufen werden bei gleicher Leistung oft besser beurteilt als Mitarbeiter der unteren Hierarchiestufen.
Einzelvorfälle	positiver oder negativer Art können die Gesamtbeurteilung nachhaltig beeinflussen

Fazit **Führungskräfte sind auch nur Menschen – doch manchmal müssen sie mehr sein**

Beurteilungsfehler und Wahrnehmungsverzerrungen sind menschlich. Aber als Führungskraft müssen Sie hier besonders achtsam sein und diese Klippen umschiffen. Solange Sie wissen, dass Sie eben auch nur »subjektiv« urteilen, sind Sie auf dem besten Wege, mögliche Fehler bei der Beurteilung zu minimieren.

2.4.2 Zielvereinbarungen mit Mitarbeitern

Wenn Sie mit Ihren Mitarbeitern Ziele vereinbaren, beteiligen Sie sie an der Unternehmensführung. Gemeinsam vereinbarte Ziele führen in der Regel zu einer höheren Identifikation des Mitarbeiters mit seiner Arbeit und dem Unternehmen. Außerdem geben die Ziele dem Mitarbeiter Handlungssicherheit in seiner Arbeit und fördern sein eigenverantwortliches Handeln. Mal ganz abgesehen davon, dass auch Ihre Mitarbeiter durchaus in der Lage sind, gute Ziele zu erkennen – verzichten Sie nicht auf diesen kreativen Input!

Tipp
Es ist sinnvoll, Ihre Mitarbeiter zu motivieren, Ziele selbst vorzuschlagen. Schließlich kennen sie ihren Arbeitsplatz am besten. Zudem motiviert ein selbst gestecktes Ziel mehr als ein »verordnetes«. Zielvereinbarungen können auch mit einem Prämiensystem verbunden werden.

Als Führungskraft müssen Sie allerdings darauf achten, dass die Ziele auch realistisch und konkret sind. Hierbei hilft Ihnen die SMART-Regel:

Spezifisch:	Ziele müssen eindeutig definiert sein (so präzise wie möglich).
Messbar:	Ziele müssen messbar sein (Messbarkeitskriterien).
Akzeptiert:	Ziele müssen von den Empfängern akzeptiert werden/sein.
Realistisch:	Ziele müssen realisierbar sein.
Terminiert:	Zu jedem Ziel gehört eine klare Terminvorgabe, bis wann das Ziel erreicht sein muss.

2.4.3 Unterstützung durch Coaching und Supervision

Coaching und Supervision haben ihren Weg in die Pflege längst gefunden. Klären wir aber zunächst mal die Definition – dann wird auch klar, dass nicht jede Leitungskraft ein Coach oder gar ein Supervisor sein kann.

2

»Coaching ist eine absichtsvoll herbeigeführte Arbeitsbeziehung, deren Qualität durch Freiwilligkeit, gegenseitige Akzeptanz, Vertrauen und Diskretion zwischen den beteiligten Personen bestimmt wird. Diese tragfähige Beziehung ermöglicht es, Anliegen zu klären, die ansonsten unausgesprochen bleiben. Oftmals handelt es sich hierbei um die ›wunden Punkte‹, deren Bearbeitung einem ›Gesichtsverlust‹ gleichkäme.«[12]

»Supervision ist eine Methode der beruflichen Reflexion und Stabilisation, die für alle Berufsgruppen im Gesundheits- und Krankenpflegebereich zu empfehlen ist. Aktuelle Probleme können zeitnah bearbeitet werden und die notwendigen Kompetenzen erworben werden. Supervision kann die Sicherheit im sozialen und beruflichen Handeln verbessern. Eine Entlastung durch das Erzählen von schwierigen oder belastenden beruflichen Anforderungen und auch Herausforderungen findet statt. ... Supervision kann eine Möglichkeit sein, sich auf sich selbst zu besinnen und ein gesundes Selbstmanagement zu entwickeln.«[13]

Die Führungskraft als Coach ist eine enorme Herausforderung. »Sie ist nicht mehr Vorgesetzter, sondern Dienstleister. Und zwar einer, den sich die Mitarbeiter nicht unbedingt freiwillig aussuchen.«[14] Schon die mangelnde Freiwilligkeit widerspricht also der eigentlichen Definition des Coachings durch die Führungskraft. Doch es muss ja nicht die eigene Führungskraft sein, die coacht. Es kann die Führungskraft einer befreundeten Einrichtung sein. Es kann eine vollkommen andere Person sein, die sich Ihr Mitarbeiter aussucht.

Betrachten Sie Coaching und Supervision bitte nicht als »Psycho-Spiele«, deren Anwendung eher eine Prämie für »verdiente Mitarbeiter« ist. Coaching und Supervision sind geeignete Instrumente, um

- Mitarbeitende für die täglichen Herausforderungen in der Pflege »fit« zu halten;
- Mitarbeitende in Krisensituationen zu stützen;
- Teams zu stabilisieren und zu entwickeln;
- Ressourcen von Mitarbeitenden optimal zu nutzen.

Erfahrungsgemäß werden bessere Ergebnisse erzielt und Mitarbeitende können sich besser öffnen, wenn Coaching und Supervision durch externe Personen mit entsprechender Qualifikation durchgeführt werden.

---

[12] Rauen C (2014): Coaching. Hogrefe, Göttingen, S. 2
[13] Möller S (2013): Erfolgreiche Teamleitung in der Pflege. Springer, Berlin, S. 63
[14] Messer B (2012): Das 1x1 des Führens in der Pflege. Schlütersche, Hannover, S. 85

Tipp

Coaching & Supervision - auch etwas für Sie! Pflegedienstleitungen sind als (einsame) Leitungskräfte auf Reflexion und externe Beratung besonders angewiesen. Gerade beim Coaching liegt der Schwerpunkt auf der Persönlichkeitsentwicklung - vor dem Hintergrund der realen Arbeitswelt. Eine Supervision kann Ihnen bei konkreten Problemen Lösungswege eröffnen.

2.4.4 Ethische Fallbesprechungen zur Entscheidungsfindung

Pflegekräfte sind in ihrem Arbeitsalltag mit schwierigen ethischen Fragestellungen konfrontiert, die psychisch sehr belastend sein können. So raten Experten dazu, ethische Fallbesprechungen in die Struktur des Unternehmens einzubinden. »Die beste Voraussetzung für das Gelingen einer Ethischen Fallbesprechung ist, wenn die am Gespräch Beteiligten vom allgemeinen Nutzen des Instruments und der sinnvollen Anwendung im konkreten Fall überzeugt sind.«[15] Wenn Ihren Mitarbeitern klar ist, dass Fallbesprechungen keineswegs nur im »Ausnahmefall« erfolgen, sondern regelhaft, haben Sie dieses Ziel erreicht. Dann werden ethische Fallbesprechungen Belastungen vermindern und zu guten Entscheidungen im Interesse der Klienten führen.

Pflegerisches Handeln ist immer mit Werteorientierung verbunden. Zentrale Werte in einer professionellen Pflege sind:

- Menschenwürde
- Selbstbestimmung/Autonomie
- Fürsorge
- Gerechtigkeit
- Empathie
- Wahrhaftigkeit
- Vertrauen
- Verantwortung

Die daraus abgeleiteten Grundwerte sind:

- Nutzen fördern
- Schaden vermeiden
- Würde sichern

---

15 Heinemann zit. n. Lay R (2014): Ethik in der Pflege. Schlütersche, Hannover, S. 256

- Lebensqualität ermöglichen
- Selbstbestimmung fördern
- Fürsorge verantwortlich praktizieren
- Gerechtigkeit herstellen und ausbalancieren
- Mitverantwortung übernehmen

Sie führen in Pflegesituationen oft zu ethischen Konfliktsituationen, die bewusst gemacht und gelöst werden müssen.

Die Begriffe »Nutzen/Schaden« stammen aus der Medizinethik und spielen in Pflegesituationen eine eher untergeordnete Rolle. Beide sind im Begriff der Fürsorge enthalten, welcher wiederum einen zentralen Wert im Pflegealltag darstellt mit der Fragestellung: »Was ist Fürsorge für den zu pflegenden/zu betreuenden Menschen?« Im Umgang mit unterstützungs- und pflegebedürftigen Menschen steht aber eine Ethik der Achtsamkeit im Mittelpunkt. Deshalb können die Begriffe »Nutzen/Schaden« als Werte in einer ethischen Fallbesprechung vernachlässigt werden. Sie spielen eher in haftungsrechtlichen Fragen eine Rolle.

Die ethische Reflexion gewinnt in dem immer komplexer werdenden Pflegealltag zunehmend an Bedeutung. Ethische Fallbesprechungen können helfen:
- im Umgang mit herausforderndem Verhalten von Klienten
- bei unterschiedlichen Meinungen und Erwartungen aller Beteiligten
- bei der Begleitung am Lebensende

Ethische Fragen sind immer schwer zu beantworten. Umso wichtiger ist es, über ein strukturiertes Verfahren zu verfügen. Und das stellen wir Ihnen im Folgenden vor.

Ziele einer ethischen Fallbesprechung

Das Ziel einer ethischen Fallbesprechung besteht darin, im Rahmen eines strukturierten und moderierten Gesprächs innerhalb eines begrenzten Zeitrahmens zu der ethisch am besten begründeten Entscheidung zu gelangen. Es geht also letztlich immer um eine ethisch begründete Antwort auf die Frage: »Was sollen wir tun?« Ziele für die Umsetzung ethischer Fallbesprechungen sind:
- im Blick auf den pflegebedürftigen Menschen:
  - Lebensqualität verbessern
  - seine Selbstbestimmung achten
  - Verlässlichkeit bieten
  - Vertrauen schaffen
  - würdevolles Leben und Sterben ermöglichen
- im Blick auf die professionell Pflegenden:
  - Mitverantwortung tragen
  - Verbindlichkeit des Handelns sichern

- klare Entscheidungen treffen
- Transparenz herstellen
- Handlungssicherheit bieten
- Sensibilität für ethische Fragestellungen fördern
- Konflikte vermeiden
- Ängste vermeiden
- Überforderung verhindern
- psychische Entlastung bieten
- gute Pflegequalität sichern
- sinnvolles Handeln ermöglichen
- Teams entlasten
- Kommunikation verbessern

- mit Blick auf die Institution:
  - Image steigern
  - Kundenzufriedenheit erhöhen
  - Vorgaben und Anforderungen erfüllen
  - Betriebsklima verbessern
  - Mitarbeiterzufriedenheit steigern
  - Profil der Einrichtung stärken
  - Mitarbeiter gewinnen
  - Wirtschaftlichkeit verbessern

Ablauf einer ethischen Fallbesprechung

Ethische Fallbesprechungen finden in der Regel einrichtungs- und teambezogen statt. Sie werden sinnvollerweise durch einen externen Moderator geleitet und dauern nicht länger als eine Stunde. Reicht das nicht aus, kann eine Folgebesprechung vereinbart werden. Zunächst ist aber zu klären, ob überhaupt die Notwendigkeit für eine ethische Fallbesprechung vorliegt (▶ Abb. 11).

Die Rolle des Moderators

Der Moderator strukturiert das Gespräch und ermöglicht einen offenen und gleichberechtigten Meinungsaustausch. Dabei achtet er auf die Einhaltung der Gesprächsregeln und bietet in vertrauensvoller Atmosphäre Raum für das Bewusstmachen von eigenen Gefühlen. Er ist verantwortlich für das Herausarbeiten der ethischen Fragestellung und die Dokumentation des Verlaufs. Er stellt die ethisch begründeten Ergebnisse sicher und protokolliert die Absprachen für das weitere Vorgehen. Für die Umsetzung der getroffenen Entscheidung ist er aber nicht verantwortlich.

Irritation in einer Pflege- bzw. Betreuungssituation

- Besteht Bedarf an einer ethischen Fallbesprechung?
- Es handelt sich um eine ethische Fallbesprechung, wenn
  - emotionales Empfinden, innerer Konflikt vorhanden ist (Gefühle wie Gewissensbisse, Unsicherheit, Wut, Mitleid, Entscheidungsdruck, Hilflosigkeit, Bauchgrummeln),
  - Werte beteiligt sind.

Bedarfsmeldung an AeF

- AeF (Anlaufstelle für ethische Fallbesprechungen) überprüft Bedarfsmeldung, klärt Moderation und Termin mit HD.
- HD (Hausdirektorin) informiert Team/Teilnehmerinen und organisiert Raum/Materialien.

Durchführung einer ethischen Fallbesprechung

- Sammeln wesentlicher Fakten zur Fallbeschreibung (medizinisch, pflegerisch, psychosozial, spirituell, organisatorisch, rechtlich).
- Welche Werte sind betroffen und stehen in einem Spannungsfeld?
- Wie lautet die ethische Fragestellung?
- Fallanalyse durchführen und protokollieren.
- Wie lauten die vereinbarten Handlungskonsequenzen mit ethischer Begründung?

Umsetzung der vereinbarten Handlungskonsequenzen

- Klären der Zuständigkeiten: Wer ist für was verantwortlich?
- Ablage der Dokumentation in der Bewohner-Akte, einrichtungsinternem Ordner und bei der AeF.
- Weitergabe der Informationen aus der ethischen Fallbesprechung an alle Beteiligte.
- Überprüfung der Umsetzung innerhalb eines vorgegebenen Zeitraums.

Abb. 11: Ethische Fallbesprechung Ja oder Nein?[16]

Die Teilnehmer

Die Teilnahme an einer ethischen Fallbesprechung sollte grundsätzlich auf freiwilliger Basis erfolgen. Es sollten Mitarbeiter daran teilnehmen, die eine Entscheidungsfindung wünschen oder von der Entscheidung betroffen sind. Dies können Mitarbeiter aus allen Bereichen sein. Die Teilnehmerzahl sollte sechs Personen nicht übersteigen.

---

[16] Ablauf ethischer Fallbesprechungen in der Region Heilbronn der Evangelischen Heimstiftung

Externe Personen können im Einzelfall eingeladen werden, wenn sie von dem aktuellen Problem unmittelbar betroffen sind bzw. etwas zu dessen Lösung beitragen können. Dies können Angehörige, Ehrenamtliche, Betreuer, behandelnde Ärzte oder Therapeuten sein. Der betroffene Klient nimmt im Regelfall nicht teil.

Grundsätze zur nachhaltigen Verankerung und Umsetzung ethischer Fallbesprechungen

Um die pflegeprofessionelle und konzeptionelle Verankerung sowie die nachhaltige Umsetzung ethischer Fallbesprechungen gewährleisten zu können, sind folgende Grundsätze notwendig und empfehlenswert:

- Ethische Fallbesprechungen sind ein Qualitätsmerkmal professionellen Pflegehandelns.
- Die Konsequenzen ethischer Fallbesprechungen in Bezug auf die Wahrung der Würde der Klienten sind bekannt.
- Ethische Fallbesprechungen werden als Unterstützung in der Umsetzung des Palliative-Care-Ansatzes und den damit verbundenen Prämissen wahrgenommen.
- Ethische Fallbesprechungen werden als Entlastung erfahren.
- Ethische Reflexion werden als Lernfeld be- und ergriffen.
- Ethische Reflexion sind in den Pflegeprozess und in die Evaluation der Pflegeprozessplanung konsequent integriert.
- Professionell Pflegende können die eigene ethisch-moralische Kompetenz in Fort- und Weiterbildungsangeboten sowie in der Umsetzung ethischer Fallbesprechungen bewusst und gezielt entwickeln.
- Das Team verfolgt die Weiterentwicklung einer Ethikkultur kontinuierlich und wirkt bei dieser aktiv – das heißt reflexiv und kommunikativ – mit.
- Die Rahmenbedingungen und zeitliche Freiräume für die Umsetzung ethischer Fallbesprechungen werden eingehalten und bei Bedarf eingefordert.

3 Das Qualitätsmanagement – vor allem eine Frage der Organisation

Jeder ambulante Dienst muss ein geeignetes Qualitätsmanagement nachweisen. Doch dieser Nachweis gegenüber einer Prüfbehörde wie dem MDK sollte nicht der einzige Grund sein, warum Sie über ein Qualitätsmanagement für Ihren Dienst nachdenken sollten. Ein Qualitätsmanagement bringt Struktur, Verlässlichkeit und Überprüfbarkeit, denn in ihm sind alle relevanten Regelungen für die Organisation, Erbringung und Abrechnung der Leistungen verankert. Ein Qualitätsmanagement ermöglicht es auch, Ihren ambulanten Dienst zertifizieren zu lassen, etwa durch externe, anerkannte Institute oder interne Qualitätsinstrumente.
Die Mindestanforderungen an ein Qualitätsmanagement des ambulanten Dienstes orientieren sich an den Anforderungen des MDK. Er prüft:

- Organigramm
- Pflegeleitbild
- Pflegekonzept
- Pflegedokumentationssystem
- Stellenbeschreibungen
- Konzept zur Einarbeitung neuer Mitarbeiter
- Regelungen zur Umsetzung der Expertenstandards
- Regelungen zu Hygienestandard
- Konzept zum Beschwerdemanagement
- Regelungen zum Umgang mit personenbezogenen Notfällen

3.1 Qualitätsbegriff und Maßstäbe

Qualität ist nach DIN ISO 8402 die Gesamtheit von Merkmalen einer Einheit bezüglich ihrer Eignung, festgelegte und vorausgesetzte Erfordernisse zu erfüllen. Donabedian umschrieb die Qualität 1966 wie folgt: »Qualität ist der Umfang des Erfolges, der unter optimalen Verhältnissen und vertretbaren Kosten tatsächlich zu erreichen ist.« Qualität wird also an selbst definierten oder durch Dritte (MDK, Expertenstandards) formulierten Standards gemessen. Im Qualitätsmanagement werden drei Ebenen der Qualität unterschieden (▸ Abb. 12).

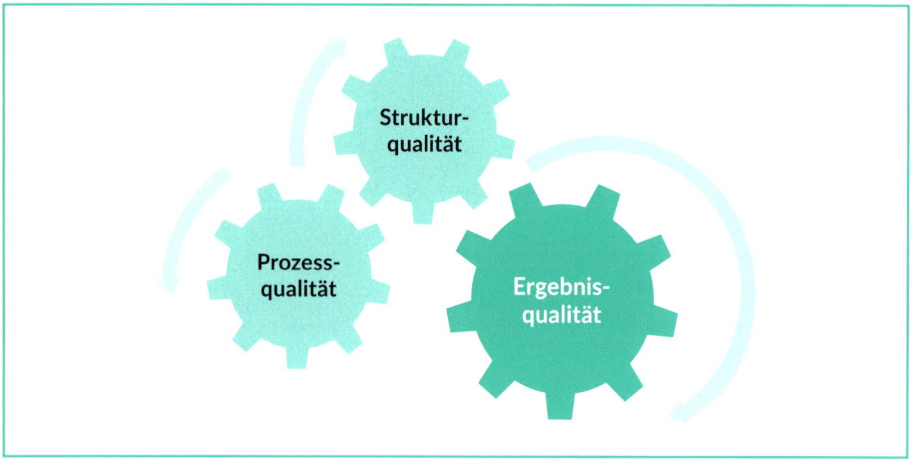

Abb. 12: Die drei Ebenen der Qualität.

Die **Strukturqualität** umfasst alle Vorgaben und Regelungen zur Struktur des ambulanten Dienstes, insbesondere:

- Personalausstattung nach Zahl, Beschäftigungsanteilen und Qualifikation
- Aufbauorganisation des Dienstes
- Konzeptionen des Dienstes
- Dokumentationssystem
- räumliche und sächliche Ausstattung
- vertragliche Regelungen (z. B. Versorgungsvertrag)

Die **Prozessqualität** beschäftigt sich mit den Arbeitsabläufen des Dienstes, beispielsweise:

- Vorgaben zur Führung der Pflegedokumentation
- individuelle Maßnahmenplanung
- Einarbeitung und fachliche Begleitung der Mitarbeiter
- Kommunikationsstrukturen im ambulanten Dienst
- Zusammenarbeit mit externen Stellen
- Regelungen zur Dienst- und Tourenplanung
- Hygiene-Regelungen
- Medikamentenversorgung

Die **Ergebnisqualität** beschäftigt sich mit

- dem pflegerischen Zustand der Klienten,
- der Betreuung und hauswirtschaftlichen Versorgung der Klienten,
- der Berücksichtigung der Wünsche und Bedürfnisse der Klienten,
- der Einhaltung der vertraglichen Regelungen.

3.2 Das Qualitätsmanagement-Handbuch

Beim Aufbau eines Qualitätsmanagement-Handbuchs sind mehrere Punkte zu beachten (▸ Abb. 13).

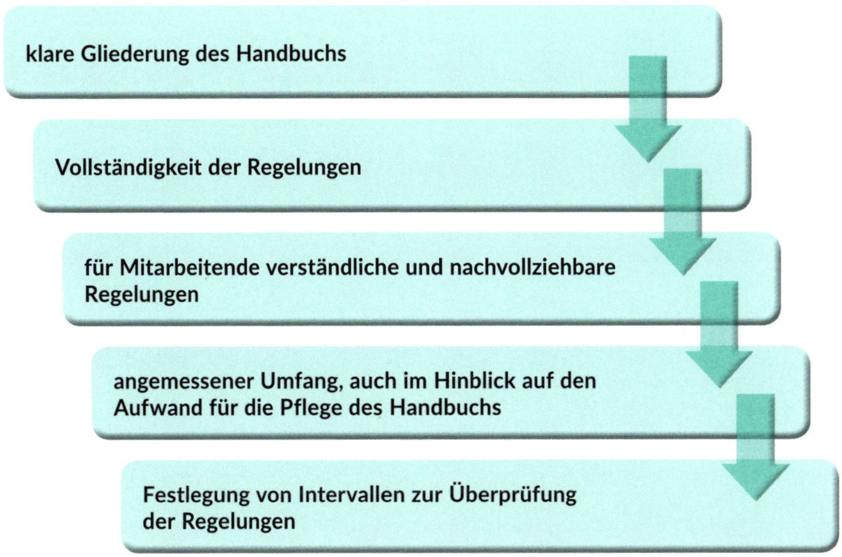

Abb. 13: Kriterien beim Aufbau eines Qualitätsmanagement-Handbuchs.

Entwickeln Sie das Qualitätsmanagement unter angemessener Beteiligung Ihrer Mitarbeiter. Das sorgt zum einen für mehr Akzeptanz und zum anderen dafür, dass Sie nichts vergessen. Tabelle 5 zeigt die Gliederung eines Qualitätsmanagement-Handbuchs für einen ambulanten Pflegedienst.

Tab. 5: Gliederungsebenen eines QM-Handbuchs für einen ambulanten Pflegedienst

Ebene 1	Ebene 2	Ebene 3
Vorwort	Vorwort	Vorwort der Geschäftsführung
	Hinweise zur Handhabung	Erläuterungen zur Gliederung
		Erläuterung verwendeter Symbole
	Inhaltsverzeichnis	
Leitbild und Konzepte	Leitbild	
	Pflege- und Betreuungskonzept	Pflegekonzept

Ebene 1	Ebene 2	Ebene 3
		Betreuungskonzept
		hauswirtschaftliche Konzepte
Organisation	Organigramm	Stellenbeschreibungen
Kommunikation	Kommunikation extern	Regelungen zur Kommunikation mit den Klienten und Angehörigen
		Regelungen zur Kommunikation mit Stakeholdern
		Regelungen zur Kommunikation mit Presse und Öffentlichkeit
	Kommunikation intern	Mitarbeiterversammlungen
		Dienstbesprechungen
Unternehmensentwicklung	Strategien	
	Beteiligung von Mitarbeitenden	Projektgruppen
		Qualitätszirkel
Mitarbeitende	Gewinnung von Mitarbeitenden	
	Einstellung von Mitarbeitenden	Auswahlverfahren und Entscheidungskriterien
		Abschluss von Arbeitsverträgen
	Arbeitsrecht	tarifliche Regelungen
		Betriebsvereinbarungen
		Arbeitszeit
		Sozialleistungen
		Reisekosten
		betriebliches Vorschlagswesen
		Annahme von Geschenken
		Regelungen zu betrieblichen Veranstaltungen
	Arbeitsschutz	Regelungen zum Arbeitsschutz
		Betriebsarzt
		Notfallregelungen

Ebene 1	Ebene 2	Ebene 3
	Personalentwicklung	Einarbeitung neuer Mitarbeiter
		gesetzlich vorgeschriebene Schulungen
		Erste-Hilfe-Ausbildung
		Fortbildungsplanung
		Supervision und Coaching
		Mitarbeitergespräche
		Beurteilungen
	Beendigung von Arbeitsverhältnissen	Regelungen zu Kündigung
		Aufhebungsverträge
		Abmahnungen
		Zeugnisse
Prozesse	Aufnahme von Klienten	Aufnahmeverfahren und Formulare
		Datensammlung
		Pflegekostenberechnung
		Pflegeverträge
		Schlüsselverträge
		Kostenvoranschläge
	Pflege- und Betreuungsprozesse	grundsätzliche Regelungen zu Pflegeprozessplanung
		Anamnese
		Biografiearbeit
		Pflegeplanung
		Expertenstandards
		Pflegedokumentation
		Leistungsnachweise
		Fallbesprechungen
		Pflegevisiten

Ebene 1	Ebene 2	Ebene 3
		Pflegegrad-Controlling
		Zusammenarbeit mit Ärzten und Krankenhäusern
		Zusammenarbeit mit Therapeuten
		Zusammenarbeit mit Bezugspersonen
		Zusammenarbeit mit Sanitätshäusern
		Sterbebegleitung
	hauswirtschaftliche Prozesse	Planung hauswirtschaftlicher Leistungen
		Essen auf Rädern
		HACCP-Regelungen
	Verwaltungsprozesse	Personalverwaltung
		Abrechnung mit den Kostenträgern
		Buchhaltung
		Mahnwesen
		Postverwaltung
		Telefondienst
		Kassenführung
	Personaleinsatz	Dienstplan-Regelungen
		Tourenplanung
		Arbeitszeit-Abrechnung
		Nutzung von MDA
	EDV	Einsatz von Hard- und Software
		Anwenderbetreuung
		EDV-Berechtigungen
		Datenschutz
	Beschaffungen	Pflegemittel
		Pflegehilfsmittel

Ebene 1	Ebene 2	Ebene 3
		Bürobedarf
		Dienstbekleidung
		Beschaffung von EDV
		Fahrzeuge
		sonstige Beschaffungen
	Fuhrpark	Regelungen zur Nutzung von Dienstfahrzeugen
		Verhalten bei Unfällen
		Fahrzeugpflege
	Dienstkleidung	Verpflichtung zum Tragen von Dienstkleidung
		Wäschepflege
	Hygienemanagement	Hygieneplan
		Verhalten bei Auftreten von multiresistenten Erregern
Unternehmensführung und Wirtschaftlichkeit	Wirtschaftsplanung	Personalplanung
		Investitionsplanung
		Planung von Kosten und Erlösen
	Balanced Scorecard	
	Controlling	Controlling-Konzept
		Kennzahlen
		Berichtswesen
Öffentlichkeitsarbeit	Maßnahmen der Öffentlichkeitsarbeit	Marketing-Konzept
		Printmedien (Flyer, Veröffentlichungen)
		Präsenz im Gemeinwesen
		Pressearbeit
		Werbung auf Fahrzeugen
		sonstige Werbemaßnahmen

Für alle Regelungen müssen Sie festlegen, wer sie erarbeitet, in welchen zeitlichen Abständen pflegt und wer sie freigibt. Der einheitliche Aufbau hat den Vorteil, dass das QM-Handbuch gut lesbar ist und dass alle Regelungen auch vollständig aufgeführt wurden. Beachten Sie auch Folgendes:

- persönlicher und sachlicher Geltungsbereich der Regelung
- Ziele der Regelung
- Messgrößen der Zielerreichung
- rechtliche Vorgaben
- Inhalt der Regelung
- Dokumente, Formulare, etc.
- Verweise auf verknüpfte Regelungen

Die Inhalte werden abhängig von der jeweiligen Regelung unterschiedlich dargestellt (▶ Abb. 14).

Tabellen eignen sich bei Regelungen, die in einer bestimmten Reihenfolge zu bearbeiten sind (▶ Tab. 6).

Flussdiagramme ermöglichen die übersichtliche Darstellung von Arbeits- oder Entscheidungsabläufen. Sie eignen sich besonders bei Verzweigung von Abläufen durch Entscheidungspunkte (▶ Abb. 15).

Organigramme stellen Hierarchien dar und werden beispielsweise zur Darstellung der Aufbauorganisation verwendet. Um Zusammenhänge und Abhängigkeiten dar-

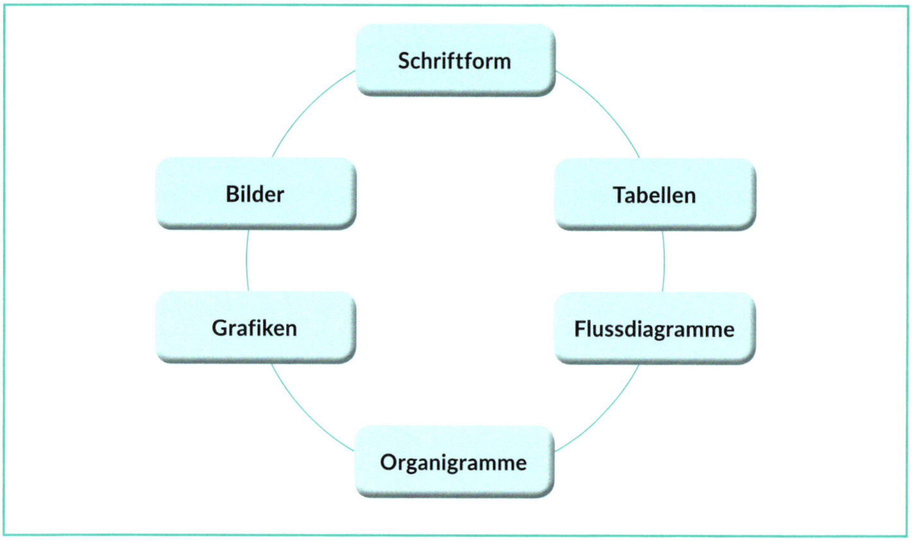

Abb. 14: Mögliche Darstellungsformen von Regelungen zum Qualitätsmanagement.

Tab. 6: Beispiel »Anruf eines Interessenten«

Schritt	To-do	Information von	Formulare
1	Klärung des Anliegens	–	Gesprächsnotiz
2	Erfragen von Adressdaten		Gesprächsnotiz
3	Erfragen der Pflegesituation		Gesprächsnotiz
4	Erfragen der häuslichen Situation		Gesprächsnotiz
5	Vereinbarung eines Termins	PDL	Gesprächsnotiz
6	beim Termin Aufnahme aller noch nicht erhobenen Daten		Aufnahmebogen
7	Pflegekostenberechnung erstellen		Pflegekostenberechnungsblatt
8	...		

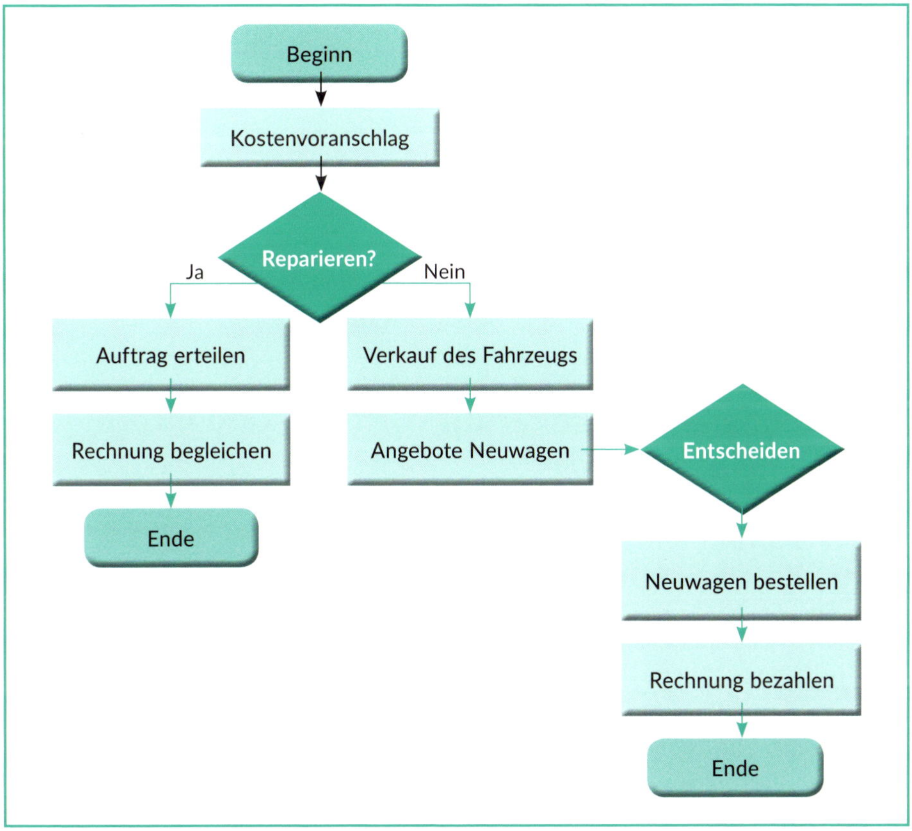

Abb. 15: Beispiel-Flussdiagramm bei Entscheidungen.

zustellen, empfiehlt sich die Visualisierung mittels Grafiken. Man unterscheidet Grafiken, die

- Zusammenfassungen darstellen,
- Prozesse erläutern,
- Beziehungen zwischen Größen visualisieren,
- Hierarchien (z. B. von Aufgaben) verdeutlichen oder
- zeitliche Zyklen auszeigen.

Bilder sind eine weitere Möglichkeit, Sachverhalte verständlich zu machen. Diese Bilder können eigene oder gekaufte Aufnahmen (wie Cliparts) sein.

Fazit **Qualität geht alle an**

Das Qualitätsmanagement wird seine Wirkung nur dann entfalten können, wenn die Mitarbeiter es als Hilfestellung und Unterstützung empfinden. Um dies zu erreichen, ist neben einer Einbindung der Mitarbeiter bei der Erarbeitung von Regelungen eine gründliche Einweisung und Schulung in das Qualitätsmanagement-Handbuch erforderlich. Qualitätsmanagement muss täglich gelebt werden und nicht als Sammelwerk in Aktenschränken verstauben!

Modernes Qualitätsmanagement nutzt die Möglichkeiten der EDV und stellt das Handbuch virtuell über das Intranet des Dienstes zur Verfügung. Ausgestattet mit dem Zugriff über das Inhaltsverzeichnis und guten Suchfunktionen wird es zum täglichen Begleiter der Mitarbeiter. Vor allem dann, wenn die Mitarbeiter elektronisch gut versorgt sind, also mit Tablets etc. arbeiten können.

3.3 Die Qualitätssicherung – extern und intern

Eine Zertifizierung erfolgt durch ein anerkanntes Institut. Es sollte sich um ein Unternehmen handeln, das mit dem Geschäftsfeld ambulanter Dienste vertraut ist. Die Zertifizierung wird nur für einen bestimmten Zeitraum ausgesprochen und ist erfolgreich zu wiederholen, um das Zertifikat nicht zu verlieren. Die Kosten für Zertifizierungen sind allerdings erheblich und die Entscheidung für eine Zertifizierung sollte wohlüberlegt getroffen werden.

Eine weitere Maßnahme der externen Qualitätssicherung sind Audits, die von einem Beratungsunternehmen mit einschlägiger Erfahrung durchgeführt werden. Bei größeren Diensten können parallel interne Audits durch einen qualifizierten Auditor und Qualitätsbeauftragten durchgeführt werden.

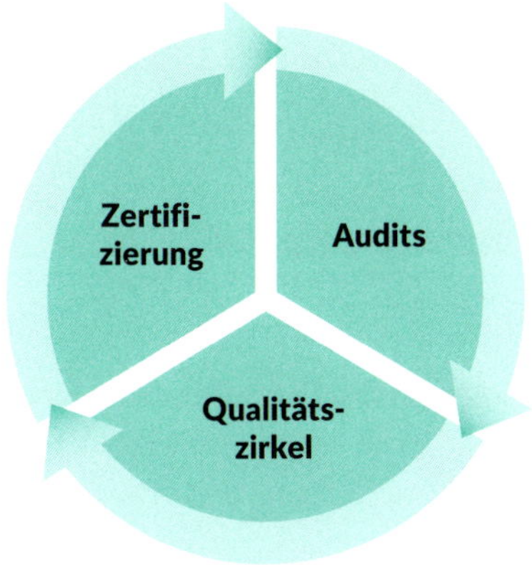

Abb. 16: Maßnahmen der Qualitätssicherung.

Empfohlen werden:

- Auditierung aller Prozesse alle drei bis vier Jahre
- Auditierung von mindestens vier Teilprozessen in jährlichem Rhythmus
- Auditierung von erkennbaren Schwachstellen nach Bedarf

Die Kosten von externen Audits sind erfahrungsgemäß etwas geringer als anerkannte Zertifizierungen wie DIN EN ISO, EFQM etc.

Eine besondere Form der Qualitätssicherung sind die kollegialen Begehungen, die in manchen Stadt- und Landkreisen, vor allem in Baden-Württemberg, in sogenannten »Qualitätssicherungsverbünden« durchgeführt werden. Voraussetzung dafür ist eine Teilnahme an diesem Verbund, die aktive Mitarbeit bei der Erarbeitung gemeinsamer Standards und die Bereitschaft, eigenes Personal für Begehungen bei anderen Diensten zur Verfügung zu stellen. Diese kollegialen Begehungen haben den großen Vorteil, dass alle beteiligten Dienste ständig voneinander lernen und sich so weiterentwickeln. Kosten entstehen nur für die Begehungen und für die Moderation durch einen externen Berater.

Eine weitere Form der Qualitätssicherung sind Qualitätszirkel im eigenen Unternehmen. Die Qualitätszirkel sind eine ständige Einrichtung und haben den Auftrag,

- die Regelungen des Qualitätsmanagements zu entwickeln und regelmäßig zu überarbeiten,
- die Einhaltung der getroffenen Regelungen in Audits zu überprüfen.

Nachteil einer solchen internen Maßnahme der Qualitätssicherung ist der fehlende »Blick über den Tellerrand« und die Tatsache, dass die Verfasser von Regelungen diese auch gleichzeitig überprüfen. Das kann zu einer schleichenden Absenkung der Anforderungen führen.

Wichtig **Die Qualität müssen Sie immer im Blick haben**

Unabhängig von den genannten Maßnahmen der Qualitätssicherung ist Ihre Leitungsaufgabe und -verantwortung, die Einhaltung der Vorgaben ständig zu beobachten und zu überprüfen.

3.4 Beschwerdemanagement als Qualitätssicherung

3.4.1 Fehlerkultur

Die Qualität eines ambulanten Dienstes zeigt sich auch und nicht zuletzt an der Art und Weise, wie mit Fehlern umgegangen wird. Wobei zunächst einmal gilt: Fehler sind menschlich und Fehler passieren. Fehler sind dazu da, um aus ihnen zu lernen und sie als Chance für Verbesserung zu nutzen. Es ist daher wichtig, dass Ihre Mitarbeiter angstfrei mit Fehlern umgehen und diese zugeben können. Werden Fehler aus Angst vor Konsequenzen verschwiegen, kann das schwerwiegende Folgen haben (beispielsweise, wenn falsche Medikamente verabreicht wurden). Scheinbar »unfehlbare« Dienste und Mitarbeiter sollten Sie misstrauisch werden lassen. Wo Menschen arbeiten, passieren Fehler. Schauen Sie also ganz genau hin, wenn in Ihrem Dienst und bei Ihren Mitarbeitern scheinbar nie Fehler vorkommen. Es ist besser und ehrlicher, mit Fehlern offen und transparent umzugehen, das schafft Vertrauen – und Sie können das vorleben!

3.4.2 Aufbau und Bedeutung eines Beschwerdemanagements

Beschwerden sind sichtbar gewordene Unzufriedenheit. Deshalb müssen Sie und Ihre Mitarbeiter sich mit Beschwerden auseinandersetzen. Dazu gehört auch ein freundlicher Umgang mit dem Beschwerdeführer – was zugegebenermaßen nicht immer leicht fällt. Eine Regelung sollte her! Mit einem etablierten Beschwerdemanagement können Sie sicherstellen, dass die Beschwerden von allen Mitarbeitern nach gleichen Standards entgegengenommen, bearbeitet und beantwortet werden. In einem Ablauf, in dem es sachlich-fachlich zugeht.

Ein sachgerechtes Beschwerdemanagement umfasst:
- ein Konzept zum Umgang mit Beschwerden,
- die regelmäßige Schulung der Mitarbeiter,
- eine Auswertung der Beschwerden in Teambesprechungen,
- ein Beschwerdecontrolling in Form von Statistiken zu Art, Häufigkeit etc.

Abbildung 17 zeigt Ihnen ein Ablaufdiagramm, wie Beschwerden abgearbeitet werden können.

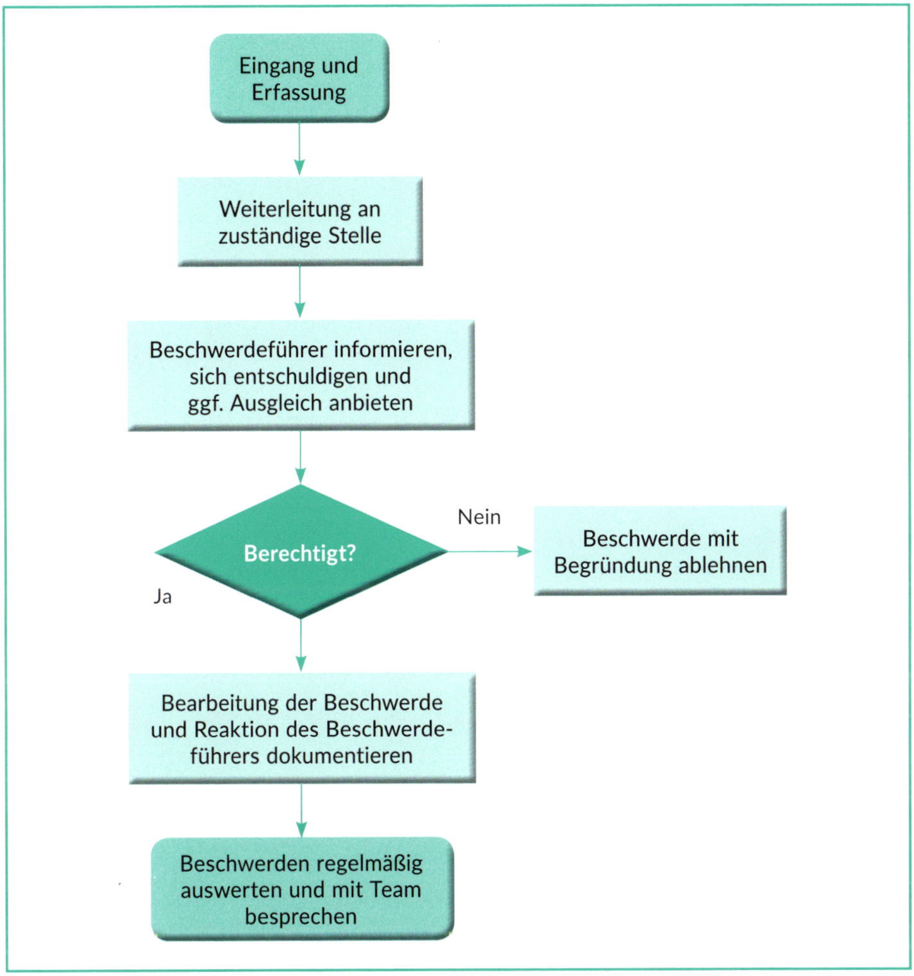

Abb. 17: Ablaufdiagramm »Verfahrensablauf bei Beschwerden«.

Entwerfen Sie für die Entgegennahme von Beschwerden ein Formblatt, aus dem Folgendes hervorgeht:

- Wer hat sich beschwert?
- Wann wurde die Beschwerde geäußert?
- Wer hat die Beschwerde entgegengenommen?
- Was waren Anlass und Inhalt der Beschwerde?
- Wie ist die Vereinbarung mit dem Beschwerdeführer über das weitere Prozedere?
- Wird die Beschwerde an die zuständige Stelle weitergeleitet?

Beschwerdeformular

Datum / Uhrzeit:

Wer beschwert sich?

Wer hat die Beschwerde entgegengenommen?

Anlass und Inhalt der Beschwerde:

Wer ist betroffen?

Vereinbarung mit dem Beschwerdeführer:

Weiterleitung an: *am:*

Ergebnis der Recherche:

Information an den Beschwerdeführer am: durch:

Beschwerde damit erledigt? ☐ ja ☐ nein ☐ teilweise

Weitere Vorgehensweise:

Ablage im Ordner »Beschwerden«

Abb. 18: Beschwerdeformular.

In dieses Formblatt können Sie auch das Ergebnis der Prüfung, die Rückmeldung an den Beschwerdeführer und ggf. weitere Schritte aufnehmen. Danach kann das Formular im »Beschwerdeordner« abgelegt werden, damit es für weitere regelmäßige Auswertungen zur Verfügung steht.

Tipp

Registrieren Sie auch Lob und Anerkennung. Beachten Sie nicht nur Beschwerden. Etablieren Sie auch für Lob und Anerkennung ein ähnliches Verfahren. So stellen Sie sicher, dass Ihre Mitarbeiter auch davon erfahren.

3.4.3 Die lernende Organisation

Ein gut funktionierendes Beschwerdemanagement kann die Grundlage für einen kontinuierlichen Verbesserungsprozess (KVP) bieten. Das geschieht dann, wenn Beschwerden zum Anlass genommen werden, nach Verbesserungsmöglichkeiten zu schauen und diese umzusetzen (▶ Abb. 19).

Die kontinuierliche Verbesserung passt in die unsere moderne Landschaft. Nichts kann so bleiben, wie es einmal war. Regelungen werden überprüft und verändert, manchmal ganz über Bord geworfen. Scheinbar für immer Verbindliches erweist sich

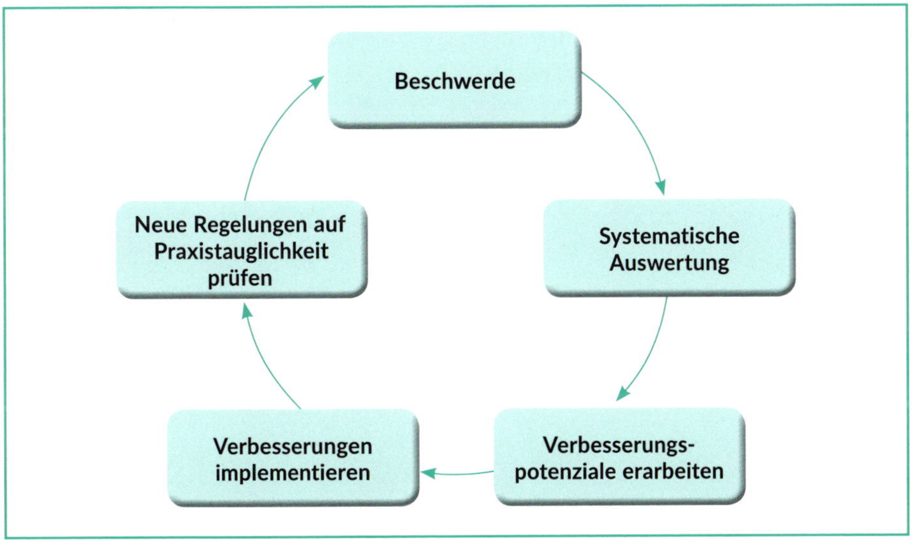

Abb. 19: Regelkreis der kontinuierlichen Verbesserung.

im Licht aktueller Ereignisse plötzlich als verzichtbar. Die Hauptaufgabe eines ambulanten Dienstes, die Pflege von Menschen, die zu Hause leben, ist ein Kontinuum. Aber die Art und Weise, wie diese Pflege gesichert und geleistet wird, verändert sich. Routinen müssen regelmäßig in Frage gestellt, überprüft und ggf. verändert werden.

Die Fähigkeit zu diesem steten Veränderungsprozess kennzeichnet lernende Organisationen. Wobei der Begriff »lernende Organisation« eigentlich gar nicht so zutreffend ist. Manfred Borutta spricht lieber von der »kompetenten Organisation«. »Kompetenz meint hier eine Fähigkeit, mit einem relativ begrenzten Regelwerk eine relative komplexe Palette von erforderlichen Verhaltensweisen zu generieren, mit Hilfe derer die Organisation ihr eigenes Programm durchführen und sich gegenüber ihrer Umwelt normativ abdichten kann.«[17]

Doch ob lernend oder kompetent – Jede Organisation und damit auch jeder ambulante Dienst muss lernen, also über folgende Merkmale verfügen:

- Bewusstsein der Notwendigkeit ständiger Entwicklung
- Bereitschaft zum Lernen im Team und beim einzelnen Mitarbeiter
- Unterstützung der Lernfähigkeit durch die Organisation
- Qualitätszirkel zur Weiterentwicklung der Qualität

Die ständige Veränderung ist ein Muss, aber sie ist auch ein nervenzehrender Prozess, denn das Beharrungsvermögen – von Leitungskräften bis hinunter zur Hilfskraft – ist enorm. »Früher war alles besser«, ist so ein Satz, der Ihnen sicherlich auch schon einmal begegnet ist. Seien Sie versichert: Diesen Satz werden Sie hören. Jedes Mal, wenn Sie eine Veränderung vorschlagen werden. Doch als ambulanter Dienst sind Sie eingebunden in die fundamentalen Änderungen der Gesellschaft. Dazu gehören das geänderte Anspruchsverhalten der Klientel, die oft starren Finanzierungsstrukturen und die dünner werdende Personaldecke.

Beachten Sie aber auch, dass das Beharrungsvermögen nicht immer nur ein stures Festhalten an scheinbar »Bewährtem« ist. Veränderung macht Angst, die Aufforderung, ständig zu lernen, löst manchmal einfach Erschöpfung aus: »Nicht schon wieder«. Die Lösung heißt »Wertschätzung«. Nehmen Sie Ihre Mitarbeiter ernst, aber nehmen Sie sie mit – z. B. durch gezielte Förderung, Delegation etc.

---

[17] Borutta M (2006): Von der lernenden zur kompetenten Organisation. Wissensmanagement in Pflegeeinrichtungen aus systemtheoretischer Perspektive. In: PRINTERNET 02/07, S. 6. Im Internet: http://www.manfred-borutta.de/fileadmin/user_upload/Wissensmanagement-printernet.pdf

4 Die Personaleinsatzplanung – vom effektiven Einsatz und der spitzen Kalkulation

Fast 80 Prozent der Gesamtkosten eines ambulanten Pflegedienstes sind Personalkosten. Was liegt da näher, als das Personal möglichst effektiv und effizient einzusetzen? Die Personaleinsatzplanung ist daher der Dreh- und Angelpunkt des wirtschaftlichen Erfolges eines Dienstes. Seien Sie versichert: Wir werden Ihnen dieses wichtige Thema so praxisnah wie möglich darstellen!

Zunächst erläutern wir die Ziele eines effektiven Personaleinsatzes. Dann beschäftigen wir uns ausführlich mit den Rahmenbedingungen, die Sie beim Personaleinsatz berücksichtigen müssen. Zum Schluss zeigen wir Ihnen mit einer Fülle von praktischen Beispielen die Schritte der Dienstplanerstellung.

Personaleinsatz? Ihre Aufgabe!
Personaleinsatzplanung ist eine Führungsaufgabe. Sie ist nicht nur eine wichtige, sondern auch eine zeitlich herausfordernde Aufgabe. Bedenken Sie bei der Planung Ihrer Arbeitslast, dass Sie diesem wichtigen Thema entsprechend viel Platz einräumen.

4.1 Ziele eines effektiven Personaleinsatzes

Der Einsatz des Personals in der Pflege sollte so erfolgen, dass:

- eine qualitativ gute Versorgung der Klienten sichergestellt ist;
- die Mitarbeiter zufrieden sind;
- die rechtlichen und sonstigen Vorgaben erfüllt werden;
- der Einsatz des Personals wirtschaftlich sinnvoll erfolgt und
- eine Ausgewogenheit zwischen Flexibilität der Dienste und der Verlässlichkeit der Planung vorliegt.

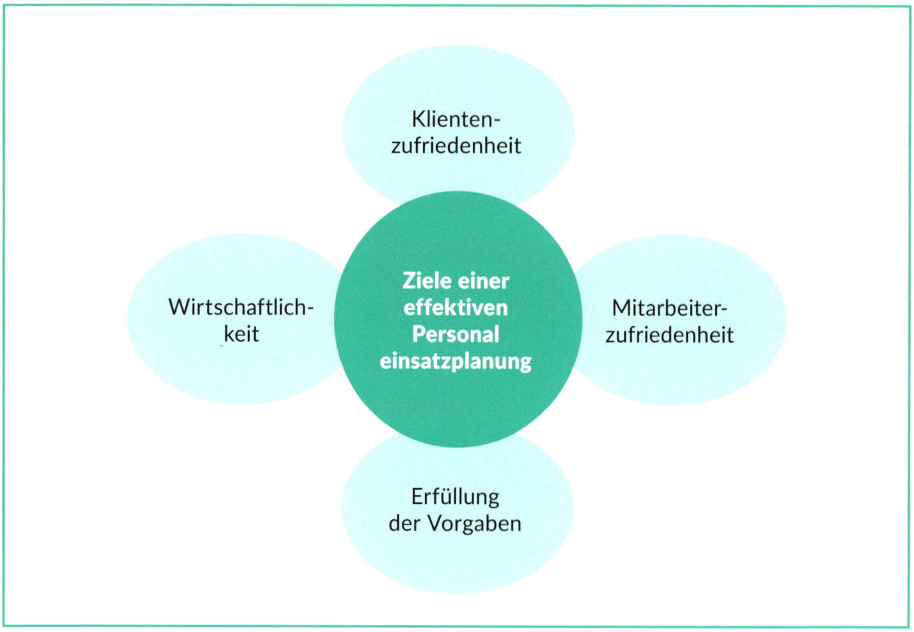

Abb. 20: Ziele einer effektiven Personaleinsatzplanung.

4.1.1 Die Klientenversorgung

Eine gute, gesicherte Pflege und Betreuung der Klienten hat oberste Priorität. Also müssen Sie die Personaleinsatzplanung primär auf deren Bedürfnisse abstellen. Die Bedürfnisse der Klienten sind selbstverständlich individuell, trotzdem gibt es hinsichtlich des Personaleinsatzes Bedürfnisse und Wünsche, die sich verallgemeinern lassen und die Sie stets im Blick haben müssen:

- fachliche Kompetenz bei der Behandlungspflege
- möglichst wenig wechselnde Bezugspersonen in der Pflege, Betreuung und Hauswirtschaft
- Grund- und Behandlungspflege verlässlich zu bestimmten Zeiten
- schnelle Erreichbarkeit der Pflegekräfte in Notfällen

4.1.2 Die Mitarbeiterzufriedenheit

Eine hohe Mitarbeiterzufriedenheit sichert die Qualität der Arbeit und verringert Ausfallzeiten. Sie fördert auch den freundlichen Umgang des Personals mit Klienten, Angehörigen und Kontaktpersonen und verbessert die Zusammenarbeit im Team. Eine hohe Mitarbeiterzufriedenheit speist sich aus vielen Faktoren, von denen wir Ihnen einige im nähergebracht haben (▶ Kap. 2.1). Ein wesentlicher Aspekt der Mitarbeiterzufriedenheit ist – neben den weichen Faktoren – die Dienstplanung. Nur wenn Ihre Mitarbeiter die Dienstplanung als gerecht, verlässlich und transparent empfinden, sind sie auch zufrieden. Wie bei den Klienten sind auch die Wünsche der Mitarbeiter an die Dienstplanung individuell bzw. werden unterschiedlich priorisiert. Und auch hier gibt es Top-Prioritäten:

- Gerechtigkeit der Planung
- Verlässlichkeit der Planung
- Berücksichtigung von Wünschen zur Diensteinteilung
- Vereinbarkeit der Dienste und Arbeitszeiten mit den familiären Erfordernissen
- möglichst längere Schichten
- frühzeitige Fixierung der Dienstplanung
- Einsatz möglichst immer in der gleichen Tour
- Ermöglichung einer mittelfristigen Einschätzung der Dienstzeiten
- Flexibilität bei kurzfristigen privaten Verpflichtungen
- gerechte Verteilung der Wochenenddienste
- gerechte Verteilung der Bereitschaftsdienste
- unmittelbarer Ersatz des Personals bei Ausfall eines Mitarbeiters
- Berücksichtigung individueller Stärken und Schwächen.

Bei der Vielzahl der Anforderungen und Wünsche der Mitarbeiter an ihren Einsatz und ihre Einsatzzeiten wird ein als gerecht empfundener Dienstplan extrem herausfordernd. Es kann daher nur Ihr Ziel sein, möglichst viele Wünsche und Bedürfnisse Ihrer Mitarbeiter bei der Personaleinsatzplanung zu verwirklichen.

4.1.3 Die rechtlichen Vorgaben

Die Personaleinsatzplanung muss die rechtlichen Vorgaben, die tariflichen Regelungen und die betrieblichen Vereinbarungen mit der Mitarbeitervertretung erfüllen. Rechtliche Regelungen für die Einsatzplanung finden sich im Arbeitszeitgesetz, im Teilzeit- und Befristungsgesetz, in den Schutzgesetzen für bestimmte Mitarbeitergruppen und im Bundesurlaubsgesetz. Auch Tarifverträge können Vorgaben zur täglichen Arbeitszeit, zu Arbeitszeitkonten und zur Urlaubsgewährung enthalten. Außerdem regeln sie, ab welchen Uhrzeiten und an welchen Wochentagen Zulagen zu gewähren sind. Betriebliche Vereinbarungen konkretisieren oder ersetzen tarifvertragliche Regelungen. Individuelle Vereinbarungen im Arbeitsvertrag eines Mitarbeiters können weitere Regelungen zu dessen Einsatz, seinen Arbeitszeiten, dem Einsatzort etc. enthalten. All diese arbeitsvertraglichen Vereinbarungen sind bei der Personaleinsatzplanung zu berücksichtigen (▸ Abb. 21).

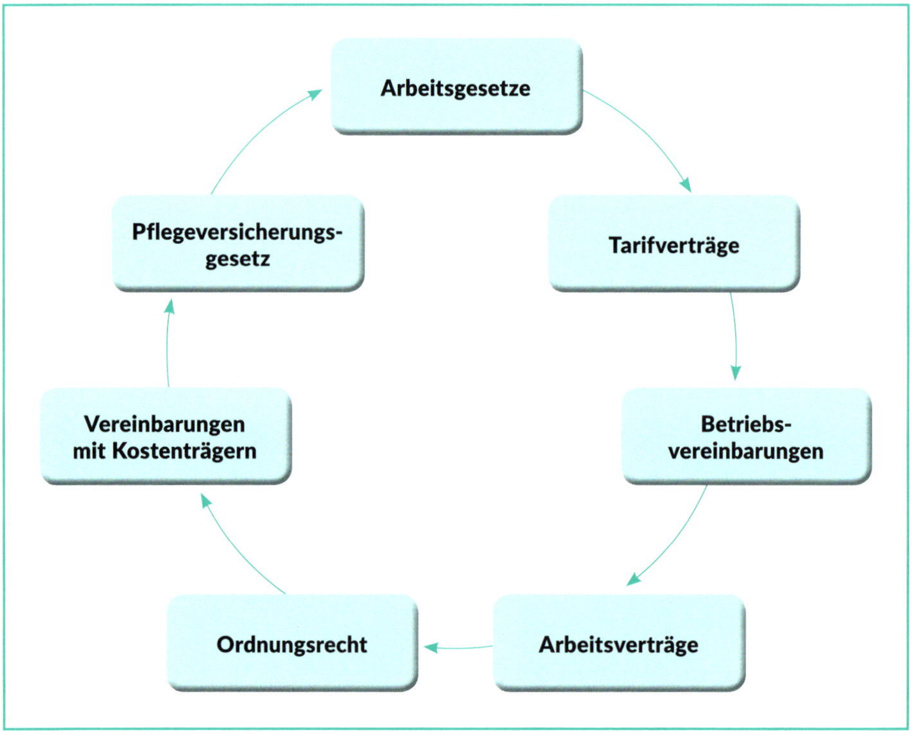

Abb. 21: Der »Reigen« der dienstplanrelevanten Vorgaben.

Fazit **Gesetzestreu und regelsicher**

Führungskräfte und alle Mitarbeiter, die Dienstpläne erstellen, müssen sämtliche Regelungen kennen und die Auswirkungen verstehen.

4.1.4 Die Wirtschaftlichkeit

Die Ziele eines effektiven Personaleinsatzes sind nicht nur vielfältig, sondern stehen auch miteinander in Beziehung. Dabei muss man nicht nur die Beziehungen der »Oberziele« in Abbildung 20 betrachten, sondern auch die Einzelziele unter den jeweiligen Überschriften.

Leider ist die Zahl der positiven Zielbeziehungen (Ziel 1 fördert Ziel 2 und umgekehrt) nur gering, nur teilweise sind Ziele gegenseitig neutral (Ziel 3 beeinträchtigt Ziel 4 nicht und umgekehrt). In den meisten Fällen treffen wir auf eine negative Zielbeziehung (Ziel 5 stört bei Ziel 6 und umgekehrt) mit der Folge, dass die Führungskraft bei der Planung des Personaleinsatzes Ziele priorisieren sollte und versuchen muss, mit den gegenseitigen negativen Auswirkungen der Ziele geschickt zu »jonglieren«.

4.1.5 Wie viel Overhead ist notwendig?

»Overhead« sind Tätigkeiten der Leitung und Koordination, der Qualitätssicherung und -entwicklung sowie der Ausbildung von Pflegeschülern (▸ Abb. 22).

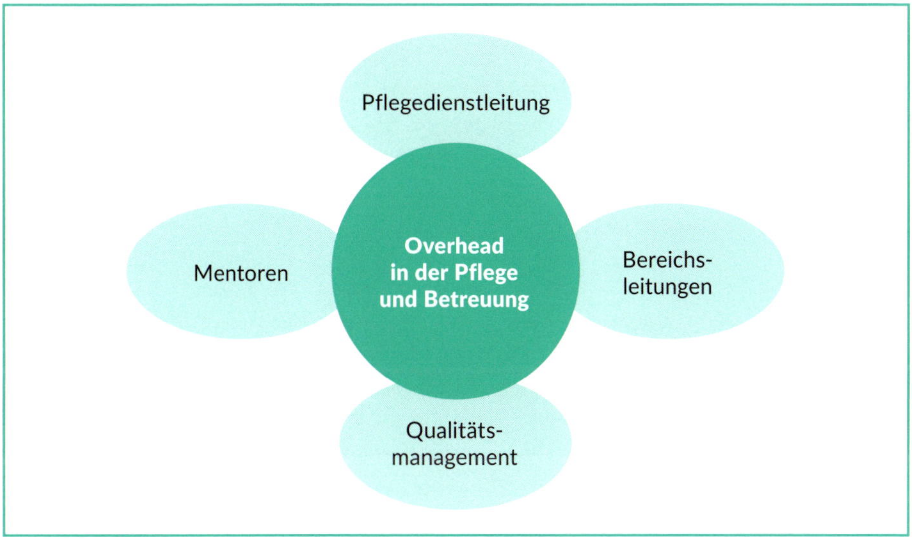

Abb. 22: Overhead in ambulanten Diensten.

Der Umfang dieser Tätigkeiten sollte sich an der Wichtigkeit dieser Aufgaben und an der Organisationsstruktur orientieren. Es existieren auch Erfahrungswerte, die bei einer Neueröffnung eines Dienstes zugrunde gelegt werden können, die jedoch in der Praxis erprobt und ggf. verändert werden sollten.

Für die Anleitung von Altenpflegeschülern wird ein Stellenanteil von 0,05 Vollzeitstellen je Schüler als sinnvoll erachtet, um eine gute qualitative Begleitung in der Praxis zu gewährleisten.

Fazit **Anleitung ist keine Zeitverschwendung**

Die Investition von Ressourcen in die Ausbildung ist eine Zukunftsinvestition, die sich auszahlt! Wer heute gut ausbildet, hat morgen auch die Fachkräfte, die er braucht.

Bei den Anteilen fürs Qualitätsmanagement lassen sich nur schwer zeitliche Empfehlungen geben, da diese sehr unterschiedlich organisiert ist. Ist das Qualitätsmanagement auf der Leitungsebene angesiedelt und ist diese für alle Bereiche des Dienstes verantwortlich, ist ein Zeitanteil von rund 0,2 Vollzeitstellen je 100 Klienten angemessen.

Tipp

Beteiligen Sie Ihre Mitarbeiter am Qualitätsmanagement. Qualitätsmanagement ist Angelegenheit jedes Mitarbeiters und vor allem der Führungskräfte. Deshalb kann es sinnvoll sein, die Aufgaben des Qualitätsmanagements auf mehrere Schultern zu verteilen und die Stellenanteile entsprechend zu splitten.

Auch bei der Freistellung von Pflegedienst- und Bereichsleitungen (z. B. für Hauswirtschaft oder Pflegeteams) ist die zeitliche Verteilung vom Dienst abhängig. Zu wenig zeitliche Ressourcen für Führungsaufgaben wirken sich negativ auf die Qualität der Pflegeleistungen aus. Damit sind auch die Klienten- und die Mitarbeiterzufriedenheit in Gefahr.

Empfehlenswert ist eine Freistellung der Führungskräfte in einer Größenordnung von 1,0 Vollzeitstellen je 100 Klienten. Wie diese Stellenanteile auf die Pflegedienst- und die Bereichsleitungen verteilt werden, hängt von ihren Aufgaben ab. Je mehr Führungsaufgaben die Bereichsleitungen selbst wahrnehmen, umso größer müssen die Freistellungsanteile sein.

Ist die Pflegedienstleitung für die Mitarbeiter der Aktivierung und Betreuung zuständig, sollte sie dafür eine zusätzliche Freistellung von rund 0,1 Stellen je 100 Klienten erhalten. Gibt es eine eigene Leitung dieses Aufgabenbereiches, sollte diese mindestens im gleichen Umfang für ihre Führungsaufgaben freigestellt werden.

Die Festlegung der zeitlichen Ressourcen für die eben genannten Aufgaben ist immer ein Balanceakt zwischen dem Ziel »Gute Organisation und Führung« und dem Ziel »Möglichst viel zeitliche Kapazitäten für die direkte Pflege« (▸ Abb. 23).

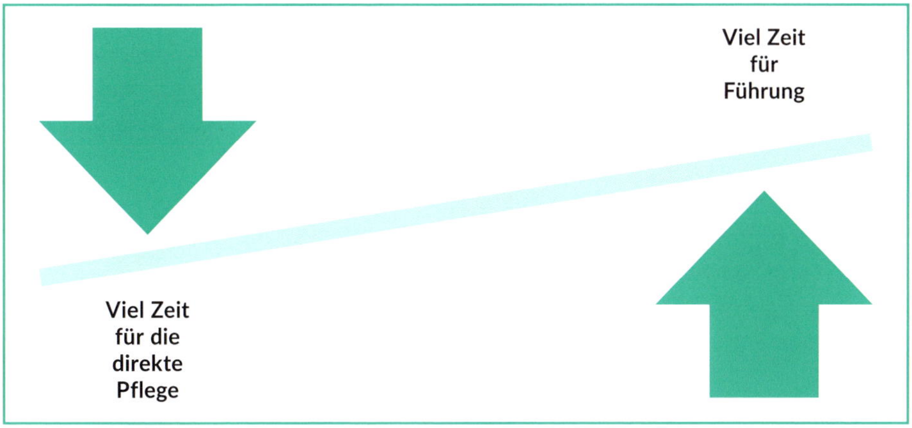

Abb. 23: Der Balanceakt bei der Bemessung der Freistellung für Führungsaufgaben.

4.1.6 Administrative Tätigkeiten

»Administrative Tätigkeiten in der Pflege und Betreuung« sind Tätigkeiten, die nicht direkt am Klienten erbracht werden. In der Literatur werden diese Tätigkeiten gern auch »indirekte Pflege« genannt, im Gegensatz zur »direkten Pflege« am Klienten. Ein wesentlicher Teil entfällt auf die Pflegedokumentation. Hier bestand die berechtigte Hoffnung, dass sich die Aufgaben durch die »entbürokratisierte Pflegedokumentation« auch vermindern. Aus der Praxis höre ich aber, dass die Auswirkungen nicht so positiv waren wie erwartet.

Tab. 7: Administrative Tätigkeiten in Pflege und Betreuung

Anamnese	Biografie-arbeit	Pflege-planung	Pflege-dokumen-tation	Kooperation mit anderen Berufsgruppen (z. B. Ärzte, Therapeuten)	Ange-hörigen-arbeit

4.1.7 Brutto- und Nettoarbeitszeit, Ausfallzeiten

Die **Bruttoarbeitszeit** eines Mitarbeiters ist die im Arbeitsvertrag festgelegte wöchentliche Arbeitszeit (bei einem Vollzeit-Beschäftigten also etwa 40,0 Stunden). Die **Nettoarbeitszeit** ergibt sich, wenn man die durchschnittlichen Ausfallzeiten durch Urlaub, Krankheit, Kur und Fortbildung abzieht. **Ausfallzeiten** sind Zeiten, in denen der Mitarbeiter zwar bezahlt wird, aber für den Einsatz in der Pflege nicht zur Verfügung steht.

Tab. 8: Ausfallzeiten von Mitarbeitern

Urlaub	**Krankheit mit Lohnfortzahlung**	**Kur und Reha**	**Fortbildung**

Die durchschnittlichen Ausfallzeiten werden üblicherweise mit 20 Prozent der Bruttoarbeitszeit kalkuliert. Überprüfen Sie einmal, ob diese Annahme mit Ihrer Realität übereinstimmt. Ist dies nicht der Fall, sollten Sie eine individuelle Anpassung der durchschnittlichen Ausfallzeit in Prozent vornehmen.

Beispiel **Die Nettoarbeitszeit zählt**

Sie müssen bei der Personaleinsatzplanung immer von der Nettoarbeitszeit ausgehen.

Beispiel:
40 Wochenarbeitsstunden x 13 : 3 =
173,33 Monatsarbeitsstunden x 12 Monate =
2080 Stunden jährliche Bruttoarbeitszeit
minus 20 Prozent Ausfallzeit =
1664 Stunden jährliche Nettoarbeitszeit

Bei einem vollzeitbeschäftigten Mitarbeiter kann also von einer durchschnittlichen Nettoarbeitszeit von 1664 Stunden jährlich ausgegangen werden. Das entspricht rechnerisch 32,0 Wochenarbeitsstunden.

Entspricht die tatsächliche Ausfallzeit von Mitarbeitern nicht der angenommenen prozentualen Ausfallzeit, können Sie die Differenz durch die Anordnung von Mehrarbeitsstunden oder mit Minusstunden beseitigen. Das ist kurzfristig unproblematisch und entspricht den Vorstellungen einer flexiblen Personaleinsatzsteuerung.

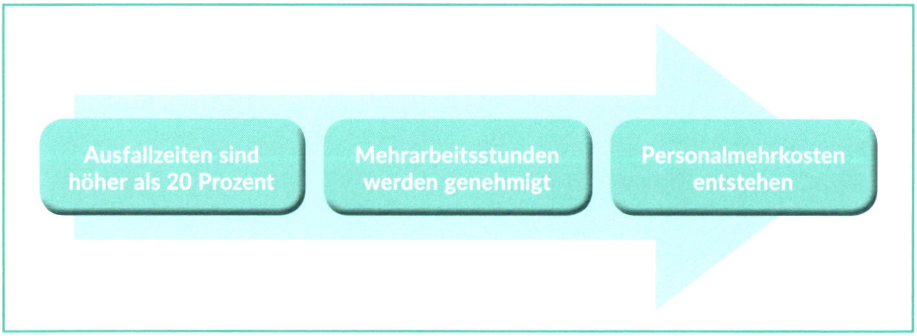
Ausfallzeiten sind höher als 20 Prozent
Mehrarbeitsstunden werden genehmigt
Personalmehrkosten entstehen

Abb. 24: Auswirkungen höherer Ausfallzeiten.

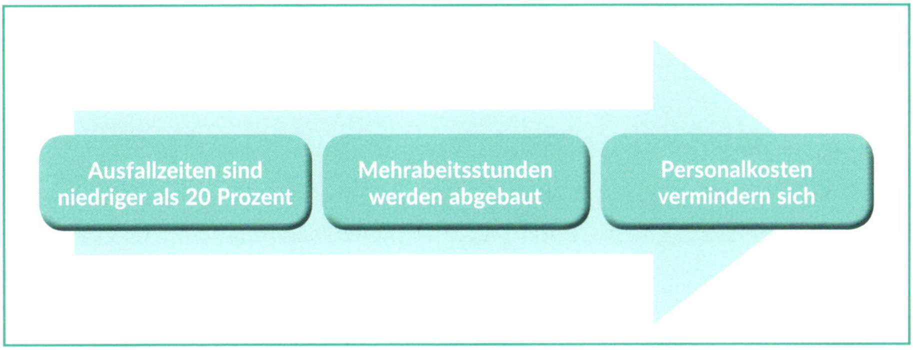
Ausfallzeiten sind niedriger als 20 Prozent
Mehrabeitsstunden werden abgebaut
Personalkosten vermindern sich

Abb. 25: Auswirkungen niedrigerer Ausfallzeiten.

Als Führungskraft in der Pflege müssen Sie aber darauf achten, dass Mehrarbeitsstunden abgebaut bzw. Minusstunden realisiert werden, sobald das möglich ist. Stimmt Ihre »Bilanz« längerfristig nicht, entstehen Personalkosten, die durch Pflegesätze nicht refinanziert sind. Mit anderen Worten: Sie machen Verluste.

Werfen wir einen kleinen Blick in die Finanzbuchhaltung, damit Sie leichter verstehen können, warum Ihre Bilanz möglichst stets ausgeglichen werden sollte.

Fall 1: Mehrarbeitsstunden von Frau Müller werden direkt ausgezahlt
Frau Müller bekommt die Mehrarbeitsstunden im Entstehungsmonat ausbezahlt. Faktisch sind die Personalkosten um diese Stundenvergütungen gestiegen.

Fall 2: Die Mehrarbeitsstunden werden nicht direkt ausbezahlt
Die Mehrarbeitsstunden erhöhen das Arbeitszeitkonto von Frau Müller. Da es sich um eine Forderung von Frau Müller gegenüber dem Arbeitgeber handelt, sind dafür Rückstellungen zu bilden. Irgendwann muss und wird schließlich eine Auszahlung erfolgen. Die Personalkosten erhöhen sich also buchhalterisch.

Fall 3: Frau Müller leistet im Abrechnungsmonat 20 Stunden weniger als ihre Soll-Arbeitszeit, hat aber noch Mehrarbeitsstunden
Natürlich wird das Gehalt von Frau Müller nicht gekürzt. Vielmehr vermindert sich ihr Arbeitszeit-Saldo um 20 Stunden. Die Rückstellungen (buchhalterische Personalkosten) werden um diese 20 Stunden vermindert.

Fall 4: Frau Müller leistet im Abrechnungsmonat 20 Stunden weniger als ihre Soll-Arbeitszeit, hat aber kein »Plus« auf ihrem Arbeitszeitkonto
In diesem Fall vermindern sich die Rückstellungen für Mehrarbeitsstunden genau wie in Fall 3, das heißt, die buchhalterischen Personalkosten vermindern sich um 20 Stunden. Das persönliche Arbeitszeitkonto von Frau Müller ist mit 20 Stunden im Minus.

Wichtig **Negative Arbeitszeitkonten sind ein Risiko**

Negative Arbeitszeitkonten sind alleiniges Risiko des Arbeitgebers. Scheidet ein Mitarbeiter mit einem negativen Arbeitszeitkonto aus dem Dienst aus, kann das Gehalt nicht gekürzt werden. Der Dienst muss diese Differenz abschreiben, macht also Miese.

4.1.8 Der Personalmix

Die Basis jeder Personaleinsatzplanung ist die Anzahl von Mitarbeitern mit ihren individuellen Vollbeschäftigungsanteilen und Qualifikationen.

Quantitative Zusammensetzung

Die Betrachtung des quantitativ zur Verfügung stehenden Personals hat zwei Dimensionen: die reine Anzahl und die Beschäftigungsanteile der Mitarbeiter. Ideal für die Personaleinsatzplanung ist eine große Anzahl von Mitarbeitern, die eine Teilzeitbeschäftigung in unterschiedlichen Prozent-Anteilen ausüben.

Viele Vollzeit-Mitarbeiter erschweren die Dienstplanung und machen sie im Extremfall sogar unmöglich. Daher sollten Sie schon bei der Einstellung von Personal auf eine »gesunde Mischung« achten. Demgegenüber steht der (berechtigte) Wunsch – insbesondere von jungen Pflegekräften –, eine Vollzeit-Beschäftigung auszuüben. Angesichts des generellen Mangels an qualifizierten Pflegefachkräften ein zunehmendes Problem, das nach kreativen Lösungen sucht. Die gibt es auch, beispielsweise:

- Pflegefachkräfte in Vollzeit erhalten Zusatzaufgaben, für die sie freigestellt werden (z. B. Mentor, Wundbeauftragter, Hygienebeauftragter, Qualitätsbeauftragter), sodass sie nicht zu 100 Prozent in der Pflege tätig sind.
- Mitarbeiter leisten ihre Arbeitszeit in verschiedenen Bereichen des Trägers (z. B. Hauptanteil im ambulanten Bereich, einen anderen Anteil im stationären Bereich).
- Pflegekräfte arbeiten mit einem prozentualen Anteil in der Betreuung.

Geschäftsführung und Pflegedienstleitung müssen auf eine ausgewogene Verteilung der Vollzeit-Mitarbeiter achten. Das gelingt natürlich umso leichter, wenn der ambulante Dienst Teil eines größeren Unternehmens mit einer breiten Angebotspalette ist. Tatsächlich überwiegen bei den ambulanten Pflegediensten aber die kleinen Personengesellschaften, die weniger als 20 Mitarbeiter beschäftigen. Hier bieten sich dann Zusatzaufgaben an, wie oben skizziert.

Qualitative Zusammensetzung

Die Arbeitsabläufe und Tätigkeiten in einem ambulanten Dienst erfordern einen guten Mix der unterschiedlichen Qualifikationen der Mitarbeitenden. Bei der Planung des Personaleinsatzes sollten Sie also »kompetenzorientiert« vorgehen. Welche Qualifikationen tatsächlich benötigt werden, richtet sich nach der Angebotspalette, dem Umfang der Tätigkeiten und der räumlichen Verteilung Ihrer Klienten.

Ein großer ambulanter Dienst mit einer umfassenden Angebotspalette wird sicherlich über folgende Kräfte verfügen:

- Pflegefachkräfte
- Pflegehelfer mit einjähriger Ausbildung
- Betreuungskräfte
- hauswirtschaftliche Kräfte
- Essensfahrer

Die Beschäftigung von Pflegehelfern ist dann sinnvoll, wenn es genügend Klienten gibt, die grundpflegerische Leistungen benötigen, und die so wohnen, dass sich eigenständige Pflegetouren anbieten. Angelernte Kräfte dürfen nur Aufgaben der einfachen Behandlungs- und die Grundpflege verrichten.

Pflegefachkräfte sollten primär eingesetzt werden:

- für die Behandlungspflege,
- als Ansprechpartner für Angehörige, Ärzte und Therapeuten,
- für administrative Aufgaben wie Schichtleitung, Pflegeplanung und Pflegedokumentation,
- für die Grundpflege in schwierigen Pflegesituationen.

Pflegehelfer mit einjähriger Ausbildung können die einfache Behandlungspflege und die Grundpflege von Klienten durchführen.

Fazit **Richtig planen – richtig einsetzen**

Es ist betriebswirtschaftlicher Unsinn, Mitarbeiter mit einer hohen Qualifikation für einfache Tätigkeiten einzusetzen, etwa Pflegekräfte für die Hauswirtschaft. Die Vergütung für diese Leistungen decken die Personalkosten dieser Mitarbeiter nicht ab. Außerdem wirkt sich ein solcher Einsatz negativ auf die Motivation der Mitarbeiter aus, weil sie nicht qualifikationsgerecht eingesetzt werden.

4.2 Die solide Urlaubsplanung

Die meisten ambulanten Dienste verfügen inzwischen über eine Jahresurlaubsplanung. Bei Mitarbeitern ist das nicht sehr beliebt, weil sie sich ungern für ein ganzes Jahr festlegen wollen. Doch für eine effektive und verlässliche Personaleinsatzplanung ist die Jahresurlaubsplanung ein wichtiger Faktor. Nur so kann schon am Beginn des Jahres gesehen werden, wie die personellen Ressourcen in den einzelnen Monaten sind.

Eine Jahresurlaubsplanung besteht aus sieben Schritten:

1. Schritt: Die Mitarbeiter werden aufgefordert, bis zu einem bestimmten Datum ihre Urlaubswünsche mitzuteilen. Bestandteil der Aufforderung sind ggf. auch Resturlaubsansprüche aus dem Vorjahr.
2. Schritt: Die (Bereichs-)leitung überträgt die Urlaubswünsche auf eine Jahresübersicht bzw. ins Dienstplan-Programm.
3. Schritt: Jeder Monat wird auf Überschneidungen von Urlauben überprüft und mit der notwendigen Personalstärke abgeglichen. Dabei sollte ein Puffer vorgesehen werden, der Ausfälle wegen Krankheit kompensieren kann.
4. Schritt: Die (Bereichs-)leitung bespricht notwendige Änderungen mit dem Team und versucht, einvernehmliche Lösungen zu finden. Ist das nicht möglich, muss die Leitung entscheiden, wobei sie die familiären Verhältnisse der Mitarbeiter und sonstige relevante Faktoren berücksichtigt.
5. Schritt: Die Urlaubsplan-Entwürfe aller Bereiche werden durch die Pflegedienstleitung gesichtet und, falls erforderlich, verändert.
6. Schritt: Die Geschäftsführung prüft die Vorschläge zur Jahresurlaubsplanung und genehmigt sie.
7. Schritt: Die Mitarbeiter werden über den Jahresurlaubsplan informiert und erfahren, dass und wie die Urlaube genehmigt sind.

4.3 Vorausschauende Fortbildungsplanung

Wie die Jahresurlaubsplanung ist auch die Jahresfortbildungsplanung wichtig für eine gelingende Personaleinsatzplanung. Voraussetzung für eine solche Planung ist, dass Mitarbeiter frühzeitig über die möglichen Fortbildungen der Bildungsträger bzw. ihres Trägers informiert werden. Ähnlich wie bei der Jahresurlaubsplanung werden die Fortbildungswünsche der Mitarbeiter abgefragt. Die Wünsche werden gesammelt und nach Sinnhaftigkeit und zeitlichen Möglichkeiten geprüft.

Wer schweigt, hat vielleicht doch Wünsche
Vergessen Sie nicht die Mitarbeiter, die keine Wünsche geäußert haben. Prüfen Sie deren Fortbildungsbedarf. Es ist Ihre Aufgabe, Mitarbeiter gezielt auf jene Fortbildungsangebote hinzuweisen, die für eine Sicherung und Weiterentwicklung der beruflichen Kenntnisse und Fertigkeiten wichtig sind. Dies kann im Rahmen der jährlichen Mitarbeitergespräche erfolgen.

Planen Sie die jährlichen Pflichtschulungen für das gesamte Kalenderjahr und teilen Sie die Mitarbeiter bereits für die Termine ein. Sind die Fortbildungsanträge genehmigt, werden diese ebenfalls in die Jahresübersicht eingetragen und die Mitarbeiter werden informiert.

4.4 Rechtliche Rahmenbedingungen des Personaleinsatzes

Im Folgenden erläutern wir Ihnen die rechtlichen Rahmenbedingungen des Personaleinsatzes und beschreiben deren Auswirkungen. Beachten Sie bitte, dass sich einige dieser Rahmenbedingungen je nach Bundesland unterscheiden.

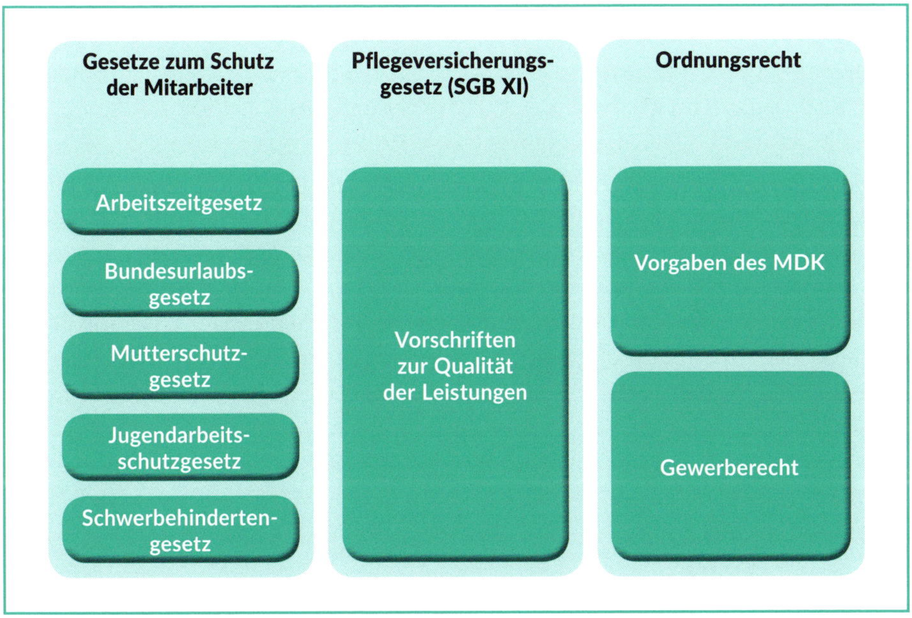

Abb. 26: Die wichtigsten rechtlichen Vorgaben für die Personaleinsatzplanung.

4.4.1 Gesetze zum Schutz der Mitarbeiter

Arbeitszeitgesetz

Das Arbeitszeitgesetz (ArbZG) enthält Regelungen zur Dauer der Arbeitszeit, zu Pausen- und Ruhezeiten, zur Nachtarbeit sowie zur Wochenend- und Feiertagsarbeit, die unmittelbaren Einfluss auf die Gestaltung des Dienstplans haben. Im Gesetz gibt es vielfältige Ausnahmeregelungen, auf die wir hier aber nicht näher eingehen.

Tab. 9: Überblick über die relevanten Regelungsbereiche des Arbeitszeitgesetzes

Arbeitszeitgesetz				
tägliche und wöchentliche Arbeitszeit	Pausen	Bereitschaftsdienst und Rufbereitschaft	Nachtarbeit	Sonn- und Feiertagsarbeit

Die wichtigsten Regelungen:

- Die tägliche Arbeitszeit darf zehn Stunden nicht überschreiten.
- Die wöchentliche Arbeitszeit darf in der Regel 48 Stunden nicht überschreiten.
- Ruhepause betragen mindestens 30 Minuten bei einer Arbeitszeit von mehr als sechs bis zu neun Stunden. Diese Pausen können in zweimal 15 Minuten aufgeteilt werden.
- Mehr als sechs Stunden Arbeitszeit ohne Pause sind nicht zulässig.
- Die Ruhezeit von Arbeitsende bis zum nächsten Arbeitsbeginn beträgt mindestens elf Stunden. In Ausnahmefällen ist eine Verkürzung auf zehn Stunden möglich.

Die Erläuterungen zum Arbeitszeitgesetz enthalten auch Definitionen zum Bereitschaftsdienst und zur Rufbereitschaft: **Bereitschaftsdienst** leistet ein Mitarbeiter, der sich außerhalb seiner regelmäßigen Arbeitszeit an einer vom Arbeitgeber bestimmten Stelle aufzuhalten hat, um auf Abruf unverzüglich seine Arbeit aufzunehmen. Bereitschaftsdienst ist Arbeitszeit im Sinne des Arbeitszeitgesetzes und daher in vollem Umfang bei der Berechnung der Arbeitszeit zu berücksichtigen.

Rufbereitschaft leistet ein Mitarbeiter, wenn er verpflichtet ist, außerhalb seiner regelmäßigen Arbeitszeit auf Abruf die Arbeit aufzunehmen, sich aber an einem Ort seiner Wahl aufhalten kann. Der Mitarbeiter muss lediglich erreichbar sein und die Arbeit innerhalb angemessener Zeit aufnehmen können. Rufbereitschaft ist Ruhezeit im Sinne des Arbeitszeitgesetzes, erst der tatsächliche Einsatz zählt als Arbeitszeit.

Nachtarbeit ist jede Arbeit in der Zeit zwischen 23:00 und 06:00 Uhr bei einer Arbeitszeit von mehr als zwei Stunden.

Nach dem Arbeitszeitgesetz (§ 9) besteht ein grundsätzliches Verbot der Arbeit an Sonn- und Feiertagen. Ausgenommen davon sind u. a. alle Einrichtungen zur Behandlung, Pflege und Betreuung von Personen. Dafür muss nach § 11 ArbZG ein Ersatzruhetag gewährt werden, bei Sonntagsarbeit innerhalb von zwei Wochen (vorher oder nachher) und bei Feiertagsarbeit innerhalb von acht Wochen (vorher oder nachher). Der Ersatzruhetag kann auch ein Samstag sein.

§ 11 ArbZG bestimmt, auch dass mindestens 15 Sonntage im Jahr beschäftigungsfrei bleiben müssen. Dies kann bis auf zehn Sonntage verkürzt werden.

Bundesurlaubsgesetz (BUrlG)

Der bezahlte Mindesturlaubsanspruch nach dem Bundesurlaubsgesetz beträgt 24 Werktage pro Jahr. Tarifliche Regelungen oder arbeitsvertragliche Vereinbarungen gehen in der Regel über diese Mindesturlaubszahl hinaus, sodass die Regelung in der Praxis wenig Bedeutung hat.

Mutterschutzgesetz (MuSchG)

Das Mutterschutzgesetz schützt werdende und stillende Mütter. Bei der Dienstplangestaltung ist dabei zu beachten:

- das Beschäftigungsverbot für werdende Mütter, soweit nach ärztlicher Beurteilung das Leben oder die Gesundheit von Mutter und Kind gefährdet sind (§ 1 Abs. 3),
- Verbot der Nachtarbeit (zwischen 20:00 und 06:00 Uhr) (§ 8),
- Verbot der Mehrarbeit (§ 8),
- Grundsätzliches Verbot der Sonntagsarbeit, aber Ausnahme möglich (§ 8).

Jugendarbeitsschutz (JArbSchG)

Das Jugendarbeitsschutzgesetz reglementiert u. a. die Arbeitszeiten von Jugendlichen, also junger Menschen zwischen 15 und unter 18 Jahren. In ambulanten Diensten betrifft dies üblicherweise nur Auszubildende. Für die Dienstplanung ist dabei Folgendes relevant:

- Begrenzung der Arbeitszeit auf täglich acht Stunden
- Höchste wöchentliche Arbeitszeit: 40 Stunden
- Ruhepause mindestens 30 Minuten bei einer Arbeitszeit von 4,5 bis 6,0 Stunden
- Ruhepause von mindestens 60 Minuten bei einer Arbeitszeit von mehr als sechs Stunden
- Nachtruhe von mindestens 12 Stunden
- Einhaltung einer 5-Tage-Woche
- Grundsätzliches Verbot der Arbeit an Samstagen, Sonntagen und Feiertagen mit Ausnahmen für Pflegeeinrichtungen, wenn die 5-Tage-Woche trotzdem eingehalten wird

Schwerbehindertenrecht (SchwbG)

Das Schwerbehindertengesetz (SGB IX) beinhaltet Regelungen für schwerbehinderte Menschen und diesen Gleichgestellten. Für die Dienstplanung ist dabei Folgendes zu beachten:

- Auf Verlangen sind schwerbehinderte Menschen und ihnen Gleichgestellte von der Ableistung von Mehrarbeit freizustellen. Bezugsgröße ist dabei die normale gesetzliche Arbeitszeit nach dem Arbeitszeitgesetz, nicht die individuell vereinbarte Arbeitszeit.
- Schwerbehinderte Menschen haben Anspruch auf Zusatzurlaub von fünf Arbeitstagen je Urlaubsjahr bei einer 5-Tage-Woche. Bei einer wöchentlichen Arbeitszeit von mehr oder weniger als fünf Tagen vermindert oder erhöht sich dieser Zusatzurlaub entsprechend.

Teilzeit- und Befristungsgesetz (TzBfG)

Das Teilzeit- und Befristungsgesetz (TzBfG) enthält Regelungen für Teilzeitbeschäftigung und geringfügige Beschäftigungen sowie zur Zulässigkeit befristeter Arbeitsverträge. Bei der Dienstplanerstellung sind diese Regelungen – abgesehen vom jeweiligen Beschäftigungsumfang des Mitarbeiters – nicht relevant. Sie betreffen lediglich die rechtliche Ausgestaltung des Arbeitsverhältnisses.

Betriebsverfassungsgesetz (BetrVG)

Besteht in einer Einrichtung ein Betriebsrat bzw. ein Personalrat oder eine Mitarbeitervertretung, ist dieses Gremium an Angelegenheiten zu beteiligen, die entweder mittelbar oder unmittelbar Einfluss auf die Dienstplanung haben. In der Praxis bedeutet dies, dass der Betriebsrat bei folgenden dienstplanrelevanten Festlegungen ein Mitbestimmungs- bzw. Mitwirkungsrecht hat:

- Dienstplangestaltung
- Anordnung von Mehrarbeit oder Kurzarbeit
- Aufstellung von Urlaubsgrundsätzen und bei der Erstellung des Urlaubsplans
- Festlegung der Schichten und Schichtzeiten

Sinnvoll ist der Abschluss einer Dienstvereinbarung mit der Personalvertretung, die die Wahrnehmung der Rechte der Personalvertretung angemessen und sinnvoll regelt.

Tarifliche Regelungen

Bei der Planung des Personaleinsatzes müssen Sie auch die tarifvertraglichen Regelungen beachten. Sie konkretisieren beispielsweise die wöchentliche Arbeitszeit, den Urlaubsanspruch, die Vergütung, die Höhe der Mehrarbeitsvergütung. Außerdem enthalten sie Vorgaben, welche Zuschläge für Arbeiten in der Nacht und an Sonn- und Feiertagen zu gewähren sind.

Betriebliche Vereinbarungen

Die Mitarbeitervertretung hat weitgehende Rechte hinsichtlich der Ausgestaltung der Arbeitszeit und der Planung des Personaleinsatzes. Solche Vereinbarungen sind bindend für den Arbeitgeber und die Beschäftigten und somit bei der Dienstplanung zwingend zu beachten. Sie enthalten oft auch Regelungen, wie die Personalvertretung an der Erstellung und Umsetzung des Dienstplans zu beteiligen ist. In vielen Einrichtungen ist der Dienstplan vor oder nach der Genehmigung durch die Einrichtungsleitung der Mitarbeitervertretung zur Einsicht und Mitbestimmung vorzulegen.

4.5 Dienst- und Tourenplanung

4.5.1 Der Dienstplan als zentrale Steuerungsachse

Der Dienstplan ist Dreh- und Angelpunkt bzw. zentrale Steuerungsachse einer guten Personaleinsatzplanung. Eine erfahrene Pflegedienstleitung brachte es in einem Seminar zum Thema »Personaleinsatzplanung« mit der Aussage auf den Punkt: »Dienstplanung ist die Quadratur des Kreises.«

Es ist tatsächlich nahezu unmöglich, die Interessen der Klienten, der Angehörigen, der Mitarbeiter, der Mitarbeitervertretung, der Leitung, der Kontrollinstanzen und der Controller bei der Personaleinsatzplanung vollständig zu berücksichtigen. Aber wir helfen Ihnen dabei, den Kreis der Dienstplanung zumindest annähernd zu einem Rechteck zu machen.

Dienstpläne werden heutzutage mit Hilfe von EDV-Programmen erstellt. Das erleichtert einerseits die Arbeit (z. B. entfällt das lästige Zusammenrechnen von Dienstzeiten, Änderungen sind schneller vollzogen), andererseits benötigt der EDV-Einsatz neben den fachlichen Fähigkeiten zusätzlich noch Kompetenzen im Umgang mit den manchmal komplizierten Programmen.

Tipp

Ich empfehle neuen Leitungskräften ohne Erfahrung in der Erstellung von Dienstplänen, einen solchen anfangs einfach mit der Hand zu erstellen, um ein Gefühl dafür zu bekommen.

Mindestanforderungen an den Dienstplan

Der Dienstplan muss, um Prüfungen durch den MDK zu bestehen, folgenden formalen Anforderungen genügen:

- Bezeichnung des ambulanten Dienstes
- Bezeichnung des Bereichs
- Vor- und Nachnamen der Mitarbeiter
- Qualifikation der Mitarbeiter
- Umfang der Beschäftigungsverhältnisse
- Soll-, Ist- und Ausfallzeiten
- Arbeitszeit-Saldo jedes Mitarbeiters aus dem Vormonat
- Zeiten für Teambesprechungen
- Dienstplanlegende
- Unterschrift des Mitarbeiters, der den Plan erstellt hat
- Datum der Genehmigung des Dienstplans durch die Pflegedienstleitung bzw. die jeweilige Bereichsleitung
- Unterschrift der Leitungskraft

Info

Der Dienstplan ist ein Dokument und daher mit einem dokumentenechten Stift zu schreiben bzw. einem dokumentenechten Drucker auszudrucken. Änderungen dürfen nicht durch »Überschreiben«, sondern nur durch zusätzliche Einträge erfolgen. Nur berechtigte Mitarbeiter dürfen diese Änderungen vornehmen.

Die Dienstplanlegende

Die Dienstplanlegende ist die Erläuterung sämtlicher Abkürzungen und Zeichen, die im Dienstplan verwendet werden (▶ Tab. 10). Die Früh- und Spätdienste entsprechen den Touren, die abzudecken sind.

Tab. 10: Beispiele für Abkürzungen im Dienstplan

Abkürzung	Erläuterung
FF1	Frühdienst Fachkräfte 1
FF2	Frühdienst Fachkräfte 2
FH 1	Frühdienst Pflegehelfer 1

Abkürzung	Erläuterung
SF 1	Spätdienst Fachkräfte 1
SH 2	Spätdienst Pflegehelfer 2
TN	Tag- und Nachtbereitschaft
TA	Tagbereitschaft
K	Krank
F	Fortbildung
U	Urlaub
Sch	Schule
TB	Teambesprechung

Zeitraum, Rechtzeitigkeit und Transparenz

Jeder ambulante Dienst muss generell definieren, für welchen Zeitraum Dienstpläne aufgestellt werden. Möglich sind grundsätzlich alle Varianten, z. B. ein 2- oder ein 4-Wochen-Zeitraum. Vorteilhaft ist es, wenn Sie den Kalendermonat nehmen, denn der Dienstplan steht ja nicht allein, sondern hat immer eine Beziehung zur Gehaltsabrechnung und zur Berechnung der Zuschläge.

Zur besseren Planbarkeit des Folgemonats sollte der Dienstplan mindestens zwei Wochen vor Beginn des Planungszeitraums fertiggestellt und freigegeben sowie den Mitarbeitern bekannt sein. Moderne Dienstplanprogramme ermöglichen den Ausdruck von mitarbeiterbezogenen Dienstplänen, die einfach ausgehändigt werden können.

Doch Vorsicht: So schön dieser Service auch ist, Ihren Mitarbeitern muss bewusst sein, dass es im laufenden Monat zu Veränderungen kommen kann. Die finden sich dann meistens nur auf dem im Dienstzimmer ausgehängten Dienstplan. Ihre Mitarbeiter sind selbst dafür verantwortlich, solche Änderungen zur Kenntnis zu nehmen und ihre eigene Einsatzplanung entsprechend zu verändern.

Der Dienstplan und die Mitarbeiterzufriedenheit

»Allen Menschen recht getan, ist eine Kunst, die niemand kann«, dieses bekannte deutsche Sprichwort trifft auf die Dienstplanung und die Zufriedenheit der Mitarbeiter mit dieser Planung zu. Lage und Verteilung der Arbeitszeit, die Frage, wie viele Wochenenden man arbeiten muss, welche Bereitschaftsdienste eingeplant sind – all das hat erheblichen Einfluss auf die Zufriedenheit Ihrer Mitarbeiter. Mehr noch: In einer Mitarbeiterbefragung von mehr als 3000 Mitarbeitern eines Trägers waren die

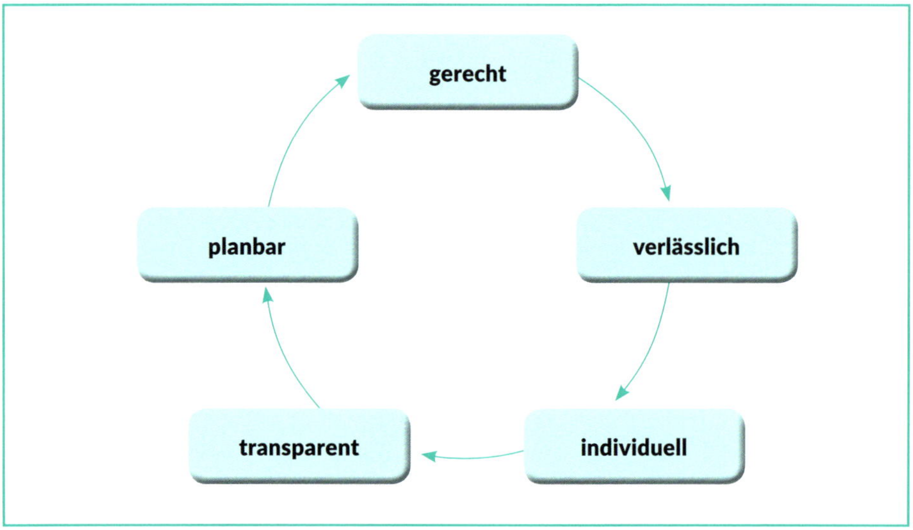

Abb. 27: Kriterien zur Erhöhung der Zufriedenheit der Dienstplanung bei den Mitarbeitern.

Dienstplanung und die Verlässlichkeit des Dienstplans einer der wichtigsten Faktoren, die die Zufriedenheit der Mitarbeiter mit ihrer Arbeit beeinflussten.[18]

Den Wünschen Ihrer Mitarbeiter stehen die Bedürfnisse Ihrer Klienten oft diametral gegenüber. Die Zufriedenheit der Mitarbeiter mit der Dienstplanung steigt aber, wenn mehrere Kriterien erfüllt (▶ Abb. 27) sind.

Als gerecht empfinden Mitarbeiter eine Dienstplanung, bei der alle Mitarbeiter gleich behandelt werden bzw. bei der für Ungleichbehandlungen Gründe vorliegen, die nachvollziehbar und gerechtfertigt sind. Wenn Mitarbeiter verstärkt nur zu Spätdiensten eingeteilt werden, nur weil ihnen diese Dienste lieber sind, ist dies gegenüber anderen Mitarbeitern ungerecht. Kann eine Mitarbeiterin aber die Betreuung ihres Kleinkindes nur nachmittags sicherstellen, wird dies zumindest der größte Teil des Teams als gerecht(fertigt) empfinden. Wenn Sie als Führungskraft öfter ungerechtfertigten Wünschen Ihrer Mitarbeiter nach bestimmten Schichten nachgeben, provozieren Sie eine Welle von Wünschen anderer Mitarbeiter, die dann ebenfalls vermeintliche Rechte einfordern.

Die Verlässlichkeit eines Dienstplans ist eine Vision, die nur in den seltensten Fällen in die Realität umzusetzen ist. Unvorhergesehene Ausfälle oder besondere Situationen führen immer wieder dazu, dass Mitarbeiter aus dem »Frei« rekrutiert werden

[18] Dies ergab eine Mitarbeiterbefragung der Evangelischen Heimstiftung Stuttgart gGmbH, die dem Autoren vorliegt.

müssen. Es kommt auf das Maß an, wie weit Mitarbeiter dies akzeptieren und wo die Grenze zur Unzufriedenheit mit der Dienstplanung erreicht ist.

Je mehr Dienstpläne »auf Kante gestrickt« werden, umso größer ist logischerweise das Risiko, dass Mitarbeiter aus dem »Frei« geholt werden müssen. Dies lässt sich teilweise vermeiden, wenn Sie die Touren so planen, dass sie bei Ausfall eines Mitarbeiters durch mehrere andere Mitarbeiter im Dienst zusätzlich abgedeckt werden können.

Natürlich macht es die Personaleinsatzplanung schwierig, wenn Sie Wünsche Ihrer Mitarbeiter angemessen berücksichtigen. Der zusätzliche Planungsaufwand lohnt sich jedoch in hohem Maße, denn die Mitarbeiterzufriedenheit wird wesentlich beeinflusst, wie sehr Sie ihre Wünsche aufnehmen und umsetzen. Wie wäre es mit einer Dienstplan-Wunschliste, die Sie im Dienstzimmer aushängen? So können Ihre Mitarbeiter bis zu einem festgelegten Stichtag ihre Wünsche für den nächsten Monat eintragen. Soweit möglich, sollten Sie diese Wünsche in die Dienstplanung einfließen lassen. Wenn Wünsche nicht erfüllt werden können, sollten Sie allerdings auch gute Gründe dafür nennen können!

Eine solche Transparenz sorgt für Verständnis und führt zu höherer Zufriedenheit mit der Personaleinsatzplanung. Legen Sie Ihrem Team die Hintergründe Ihrer Planungen offen! Damit wird der Dienstplan nachvollziehbar und Ihren Mitarbeitern wird auch klar, wie schwierig die Personaleinsatzplanung ist.

Info

Sicherheit gibt Zufriedenheit. Ihre Mitarbeiter benötigen eine gewisse Planungssicherheit, um Berufs- und Privatleben besser organisieren zu können. Je regelmäßiger Wochenend- und andere Dienste geplant werden, umso besser können Ihre Mitarbeiter planen und umso höher ist ihre Zufriedenheit.

Die Schritte der Dienstplanerstellung

Moderne EDV-gestützte Dienstplanprogramme erledigen die einzelnen Planungsschritte teilweise automatisch bzw. schlagen Alternativen vor. Beispielsweise werden Mitarbeiterdaten einschließlich Arbeitszeitsalden und Schichtarten und -zeiten von Monat zu Monat übertragen. Voraussetzung ist jedoch, dass diese Daten auch richtig gepflegt sind!

1 • Vorbereitende Arbeiten am Dienstplan-Formular

2 • Eingabe der Mitarbeiterdaten

3 • Errechnung der Soll-Arbeitszeiten und der Anzahl der Dienste

4 • Sichtung der Wunschliste

5 • Planung der Wochenenden und Feiertage

6 • Planung der Dienste in der Woche

7 • Einteilung der Altenpflegeschüler

8 • Einteilung der Bereitschaftsdienste

9 • Überprüfung des Dienstplanentwurfs

Abb. 28: Schritte der manuellen Erstellung eines Dienstplans.

Im Rahmen dieses Buches können wir nicht auf die Besonderheiten verbreiteter EDV-Programme eingehen. Es wäre auch nicht sinnvoll, die Erstellung eines Dienstplans am Beispiel einer bestimmten Software zu beschreiben. Lassen Sie uns also zurück in die Zeiten der manuellen Erstellung von Dienstplänen gehen und Ihnen die notwendigen Schritte erläutern. Besonders für »Neulinge« in der Dienstplanung ist das sehr hilfreich, weil so Systematik und Logik erkennbar werden. Dann ist auch nachvollziehbar, was EDV-Dienstplanprogramme tun. Bei allen folgenden Schritten geben wir Ihnen immer Hinweise zu einer EDV-unterstützten Personaleinsatzplanung.
Im ersten Schritt wird das **Dienstplanformular vorbereitet**. Eingetragen werden:

- Name des Bereichs
- Monat und Jahr
- Name des Mitarbeiters, der den Dienstplan erstellt

Außerdem werden Wochenenden und Feiertage zur besseren Unterscheidung bei der Planung farblich gekennzeichnet. Ferner wird die Dienstplanlegende erstellt, in der alle Abkürzungen erläutert sind.

In EDV-Dienstplanprogrammen erfolgt dieser Schritt automatisch. Das Programm erkennt aufgrund der Identifikation des dienstplanerstellenden Mitarbeiters dessen Name sowie den Bereich, für den der Dienstplan erstellt wird. Wochenenden und Feiertage sind in den meisten Programmen farblich abgesetzt. Die Legende ergänzt sich bei allen eingetragenen Abkürzungen automatisch.

Im zweiten Schritt werden in den Dienstplan-Vordruck **alle (»aktiven«) Mitarbeiter** mit Namen, Vornamen und Qualifikation eingetragen, die im Dienstplanzeitraum eingeteilt werden oder die in diesem Zeitraum Ausfallzeiten durch Krankheit, Urlaub, Fortbildung, etc. haben. Ergänzt wird dies durch die Qualifikation der Mitarbeiter und ihren Beschäftigungsumfang. Aus dem abgerechneten Dienstplan des Vor-Vormonats werden die Zeitüberträge übernommen.

In EDV-Dienstplanprogrammen sind diese Daten üblicherweise durch Übertrag aus dem Vormonat bzw. durch Übernahme der Mitarbeiter-Stammdaten bereits enthalten.

Dritter Schritt: Prüfen Sie, ob die Angaben korrekt sind, also die **Stammdaten** auf dem aktuellen Stand sind und der Vor-Vormonats-Dienstplan korrekt abgerechnet wurde. Anschließend werden Ausfalltage durch bereits bekannte Krankheit, Urlaub, Fortbildung, Kur oder bei Schülern die Schultage mit den vorgesehenen Kürzeln eingetragen. Sie müssen dabei darauf achten, dass bei Ausfallzeiten nur die Arbeitszeit gerechnet wird, die sich aus dem Beschäftigungsumfang ergibt.

Beispiel **Ausfallzeiten**

Bei einer tariflichen Wochenarbeitszeit von 40 Stunden bei Vollzeitbeschäftigung und einer 5-Tage-Woche werden bei einer Mitarbeiterin mit einem Beschäftigungsumfang von 40 Prozent für jeden Ausfalltag gerechnet:

40 Stunden : 5 Tage = 8 Stunden täglich : 100 x 40 = 3,2 Stunden täglich

EDV-Dienstplanprogramme bieten die Möglichkeit, aus den unterschiedlichen Kürzeln für Ausfalltage (z. B. K = krank; U = Urlaub) zu wählen und für den jeweiligen Planungstag zu übernehmen. Sie errechnen dann die täglich anzurechnenden Arbeitszeiten automatisch.

Im vierten Planungsschritt errechnen Sie die **Soll-Arbeitszeiten** jedes Mitarbeiters im Dienstplanmonat. Die Monatsarbeitszeit ergibt sich aus dem Beschäftigungsumfang des Mitarbeiters und der Zahl der Arbeitstage im Dienstplan-Zeitraum. Diese Daten erhalten Sie üblicherweise von der Personalverwaltung für das gesamte Planungsjahr. Auf der Grundlage dieser Monatsarbeitszeit können Sie nun errechnen, für wie viele Dienste ein Mitarbeiter eingeteilt werden kann, ohne dass die Soll-Arbeitszeit über- oder unterschritten wird. Voraussetzung für diese Berechnung ist, dass alle Dienste (Früh- und Spätdienste sowie Dienste am Wochenende) mit der gleichen Sollzeit geplant werden. Dies ist in der Praxis eher seltener der Fall.

Info

Soll-Arbeitszeit im Planungsmonat minus Ausfall-Arbeitsstunden =
zu leistende Stunden im Monat : Stunden je Dienst = Zahl der Dienste, für die der Mitarbeiter eingeteilt werden kann

Beispiel 1

Bei einem vollzeitbeschäftigten Mitarbeiter mit einer tariflichen Wochenarbeitszeit von 40 Stunden und einer 5,5-Tage-Woche ergeben sich im Monat Januar je nach Lage der Feiertage und Wochenenden z. B. 173 Arbeitsstunden im Monat.

173 Stunden – 2 Urlaubstage je 7,7 Stunden bei 5,5-Tage-Woche =
157,6 zu leistende Arbeitsstunden : 5 Stunden je Dienst =
gerundet 31 Dienste im Monat

Beispiel 2

Bei einem teilzeitbeschäftigten Mitarbeiter mit einem Beschäftigungsumfang von 40 Prozent ergeben sich bei sonst gleichen Ausgangsdaten:

173 Stunden : 100 x 40 =
69,2 Stunden – 2 Urlaubstage je 3,08 Stunden bei 5,5-Tage-Woche =
63,04 zu leistende Arbeitsstunden : 5 Stunden je Dienst =
gerundet 13 Dienste im Monat

EDV-Dienstplanprogramme ersparen solche aufwändigen Berechnungen. Es wird auch nicht errechnet, wie viele Dienste der Mitarbeiter zu erbringen hat bzw. wie viel Arbeitszeit durch Ausfallzeiten entstehen, sondern mit jeder eingetragenen Ausfallzeit bzw. mit jedem eingetragenen Dienst wird automatisch angezeigt, wie viele Stunden für einen bestimmten Mitarbeiter noch verplant werden können.

Fünfter Schritt: Tragen Sie alle **Ausfallzeiten** der Mitarbeiter in den Dienstplan ein, also alle Fortbildungstage, Urlaubs- und Krankheitstage, die bereits feststehen. Außerdem werden die geplanten Teambesprechungen fixiert.

EDV-Dienstplanprogramme verknüpfen oft die Jahresurlaubsplanung mit dem Dienstplan, das heißt, die in der Jahresplanung eingegebenen Urlaubszeiten erscheinen bereits automatisch bei den jeweiligen Mitarbeitern.

Die Wünsche der Mitarbeiter tragen Sie zunächst alle mit »Frei« in den Dienstplan ein. Anschließend müssen Sie prüfen, ob die Mindestbesetzung aufgrund dieser Wünsche und der Ausfallzeiten noch möglich ist. Ist dies nicht der Fall, müssen Sie entscheiden, welche Mitarbeiterwünsche berücksichtigt werden können und welche nicht. Denken Sie daran, alle nicht berücksichtigten Wünsche den betroffenen Mitarbeitern gegenüber transparent zu erklären. Diese Aufgabe bleibt Ihnen auch, wenn Sie EDV-Dienstplanprogramme benutzen.

Im sechsten Planungsschritt planen Sie die **Dienste an den Wochenenden und an Feiertagen** (die bereits farblich gekennzeichnet sind). Werfen Sie einen Blick auf den Dienstplan des laufenden Monats: Welche Mitarbeiter leisten am letzten Wochenende dieses Monats Dienst? Achten Sie darauf, dass Mitarbeitende möglichst nicht an zwei aufeinanderfolgenden Wochenenden eingeplant werden.

Tipp
Behandeln Sie einzelne Feiertage im Jahr bei der Dienstplanung nicht anders als normale Arbeitstage.

Liegt ein **Feiertag** unmittelbar vor/nach einem Wochenende (z. B. Ostern und Pfingsten), raten wir Ihnen, bereits vor Jahresbeginn mit den Mitarbeitenden Absprachen zu treffen, wer diese Dienste übernimmt. Gleiches gilt für die Dienste an Weihnachten und Silvester/Neujahr. In der Praxis funktioniert dies meist ohne Schwierigkeiten. Es ist für Ihre Mitarbeiter in der Regel angenehmer, ein gesamtes Wochenende zu arbeiten und dafür das folgende Wochenende komplett frei zu haben. Planen Sie daher an den Wochenenden Früh- und Spätdienst für den betreffenden Mitarbeiter.

Die Dienste in der Woche müssen Sie auf die Mitarbeiter entsprechend ihrer Beschäftigungsanteile einteilen. Weisen Sie den Mitarbeitern möglichst mehrere Dienste ohne Unterbrechung zu und unterbrechen Sie diese durch angemessene »Pausen im Frei«, um die Regeneration zu ermöglichen. Achten Sie auch darauf, die Zahl der geteilten Dienste so gering wie möglich zu halten. Beachten Sie die Einhaltung der gesetzlich vorgeschriebenen Ruhezeiten!

Auszubildende dürfen in ambulanten Diensten nur in Begleitung einer Pflegefachkraft tätig werden. Deshalb sind Altenpflegeschüler im Dienst und auch in der Tour nur zusätzlich einzuplanen. Die Begleitung durch die Fachkraft soll dazu genutzt werden, dass der Schüler unter Anleitung pflegerische Maßnahmen erlernt und durch Beobachtung der Fachkraft Kenntnisse und Fertigkeiten der Tätigkeit erwirbt.
Nun bleibt Ihnen noch die Aufgabe, den **Bereitschaftsdienst** zu verteilen. Die Bereitschaft über Tag ist in der Regel gleichmäßig auf die Mitarbeitenden zu verteilen, die ohnehin zum Dienst eingeteilt sind. So schonen Sie sowohl zeitliche als auch finanzielle Ressourcen. Die Nachtbereitschaft sollten Sie einem Mitarbeiter übertragen, der für den Spätdienst eingeteilt und am nächsten Tag erneut im Dienst ist.

Beispiel eines Dienstplans

Ein Dienstplan für eine Woche, könnte aussehen wie in Tabelle 11, wenn folgende Dienste benötigt werden:

- Frühdienst Fachkraft 1 (FF1)
- Frühdienst Fachkraft 2 (FF2)
- Frühdienst Helfer 1 (FH1)
- Spätdienst Fachkraft 1 (SF 1)
- Spätdienst Fachkraft 2 (SF 2) nur von Montag bis Freitag
- Spätdienst Helfer 1 (SH 1) nur Montag bis Samstag
- Tagbereitschaft (Ta) und Nachtbereitschaft (Na) bzw. Tag- und Nachtbereitschaft (TN)
- Bürodienst (B)

Tab. 11: Dienstplan für eine Woche

Name	Qualif.	VB-Anteil	Montag	Dienstag	Mittwoch	Donnerstag	Freitag	Samstag	Sonntag
Ahlers	PDL	0,8	B	B	B	B	B	F	F
			Ta	Ta	Ta	Ta	Ta		
Gaier	FK	0,6	FF1	FF1	FF1	FF1	F	FF1	FF1
			SF 1			SF 1		SF 1	
			Na				Na	TN	

Name	Qualif.	VB-Anteil	Montag	Dienstag	Mittwoch	Donnerstag	Freitag	Samstag	Sonntag
Maier	FK	0,5	F	F		FF2	FF2	F	F
					SF 2	SF 2	SF 2		
						Na			
Lang	FK	0,8	FF2	FF2	FF2	F	F	FF2	FF2
			SF 2	SF 2					SF 1
				Na					TN
Nörz	FK	0,75	U	U	U	U	U	F	F
Olpe	FK	0,4	FB				FF1	F	F
				SF 1	SF 1	SF 1			
					Na				
Peters	FK	0,2	K	K	K	K	K	K	K
Raith	PH	0,5	FH1	FH1	FH1	FH1	FH1	FH1	FH1
			SH 1	SH 1				SH 1	
Sauer	PH	0,75	F	F	SH 1	SH 1	SH 1	F	F
Willy	APS	1,0	Sch	Sch	Sch	FF1	FF1	FF1	F

So überprüfen Sie einen Dienstplanentwurf

Geschafft! Der Dienstplan-Entwurf ist fertig. Aber hängen Sie ihn nicht gleich aus – lassen Sie sich Zeit. Auch beim Dienstplan ist es gut, diesen zunächst zur Seite zu legen, um dann mit Abstand die Überprüfung des Entwurfs vorzunehmen. Die Schritte zur Überprüfung zeigt Ihnen Abbildung 29.

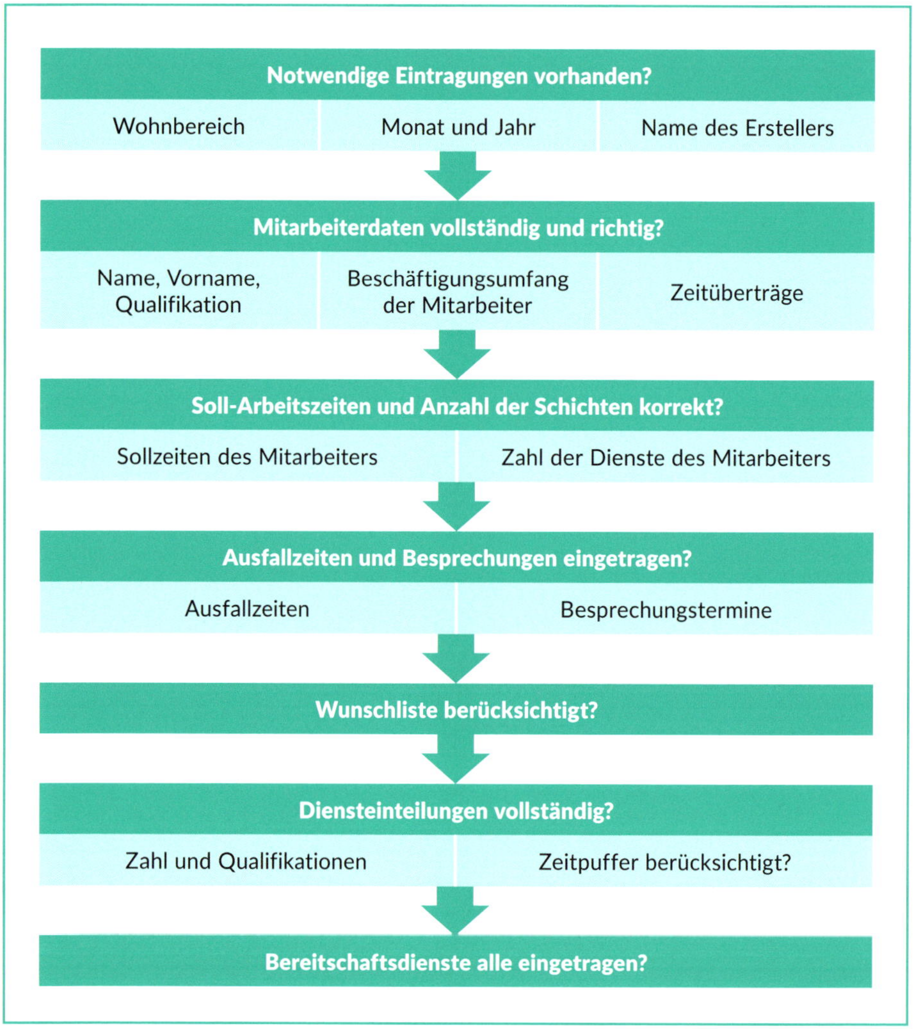

Abb. 29: Schritte der Überprüfung eines Dienstplan-Entwurfs.

4.5.2 Die Tourenplanung

Ein paar Gedanken zur Einstimmung

Die Grundlage für die tägliche Planung der Touren ist der Dienstplan. Entsprechend sind die Touren bezeichnet (z. B. FF1 = Frühdienst Fachkräfte 1). Während Sie den Dienstplan bereits im Vormonat fixiert haben, müssen Sie die Tourenplanung aber entsprechend der eingetretenen Veränderungen im Extremfall täglich neu anpassen. Der Tourenplan führt die Dienstplanung auf Basis der Dienste der Mitarbeiter mit den Aufträgen der Klienten zusammen (▶ Abb. 30).

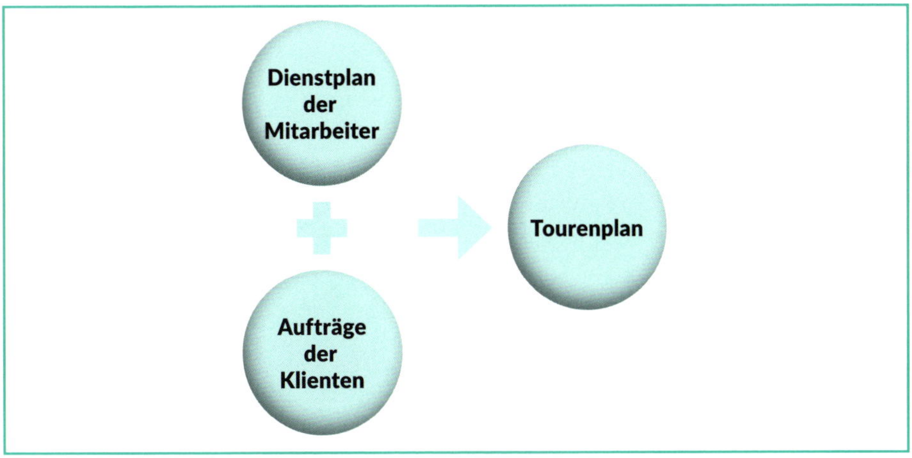

Abb. 30: Tourenplan = Dienstplanung + Klienten-Aufträge

Der Tourenplan bestimmt, wann ein Dienst beginnt, welche Klienten in welcher Reihenfolge besucht werden, welche Leistungen in welcher zeitlichen Vorgabe erbracht werden, mit welcher Zeit die Fahrtstrecken kalkuliert sind und wann ein Dienst endet. Sieht man einen gelungenen Dienstplan als »Gesellenstück«, dann ist ein wirtschaftlicher und sinnvoller Tourenplan das »Meisterstück« einer Pflegedienstleitung.

So stellen Sie Touren zusammen

Wenn Sie effiziente Tourenpläne haben wollen, müssen Sie mehrere Kriterien berücksichtigen (▶ Abb. 31).

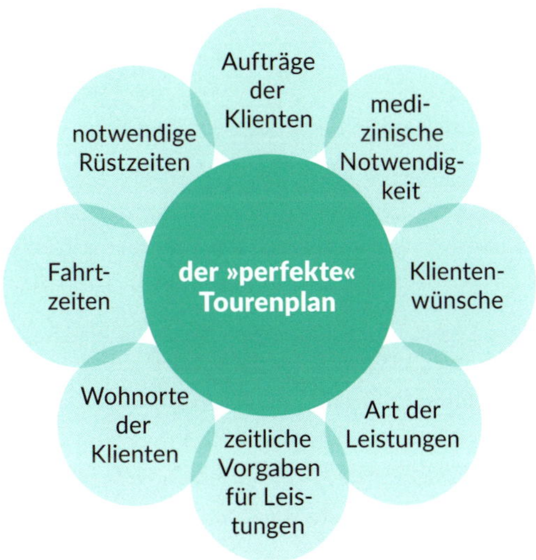
der »perfekte« Tourenplan
Aufträge der Klienten
medizinische Notwendigkeit
Klientenwünsche
Art der Leistungen
zeitliche Vorgaben für Leistungen
Wohnorte der Klienten
Fahrtzeiten
notwendige Rüstzeiten

Abb. 31: Kriterien einer gelungenen Tourenplanung.

4

Die Aufträge Ihrer Klienten bestimmen die Tourenplanung, denn ohne Auftrag keine Leistungserbringung! Die Aufträge bestimmen:

- die Art der Leistungen,
- die Häufigkeit der Leistungen,
- die Wochentage, an denen die Leistungen erbracht werden sollen,
- bei Betreuung und hauswirtschaftlichen Leistungen die zeitliche Dauer der Leistungen.

Ein Besuchsplan (▶ Tab. 12) verrät Ihnen, welche Aufträge ein Klient gegeben hat.

Beispiel

Frau Müller wünscht folgende Leistungen:

- täglich Kompressionsstrümpfe anziehen,
- täglich Kompressionsstrümpfe ausziehen,
- 2x wöchentlich eine große Toilette,
- 1x wöchentlich eine kleine Toilette,
- 1x wöchentlich 2 Stunden hauswirtschaftliche Leistungen.

Tab. 12: Besuchsplan für Frau Müller

Besuchsplan Frau Herta Müller	ab 01.03.2019	bis 31.08.2019
Leistungen	Häufigkeit der Leistung	Zuordnung zu Dienst
Kompressionsstrümpfe anziehen	täglich vormittags	FF1
große Toilette	dienstags und donnerstags	FF1
Kompressionsstrümpfe ausziehen	täglich abends	SF 1
kleine Toilette	Samstag abends	SH 1
Waschen und Putzen	mittwochs 2 Stunden	HW1

Die Tage der Leistungserbringung werden mit dem Klienten vereinbart. Als Leitungskraft mit Weitblick werden Sie natürlich Tage vorschlagen, an denen die Leistungen gut in das zeitliche Raster der Tourenpläne passen. Aufwändige pflegerische Leistungen sollten – über alle Klienten gesehen – angemessen auf die Wochentage verteilt werden. Wegen der Wochenend-Zuschläge planen Sie diese zeitaufwändigen Pflegen natürlich auch nicht unbedingt an den Wochenenden ein.
Allerdings gibt es auch medizinische Notwendigkeiten, die die zeitliche Einteilung einer Leistung in den Tourenplan bestimmen, z. B. die Verabreichung von s. c.-In-

jektionen bei Diabetes. Hier ist es besonders wichtig, dass Sie die vom Arzt genannten Zeitpunkte der Leistungserbringung genau beachten.

Und noch ein Faktor kommt hinzu: Auch der Klient hat Wünsche, wann welche Leistungen erbracht werden sollen.

Schon wieder eine Quadratur des Kreises – und schon wieder nur eine Annäherung. Sie werden in den seltensten Fällen alle Wünsche berücksichtigen können. Was können Sie also tun?

- Erfragen Sie schon beim Aufnahmegespräch die Lebensgewohnheiten des Klienten und nutzen Sie die unterschiedlichen Tag-/Nachtrhythmen für Ihre Tourenplanung.
- Sagen Sie nie verbindliche Zeiten zu, solange Sie nicht die Einbindung des Klienten in den Tourenplan unter Berücksichtigung aller vorgenannten Kriterien geprüft haben.
- Wecken Sie bei den Klienten Verständnis für bestimmte Notwendigkeiten (»Es wäre doch teuer und nicht ökologisch, wenn Schwester X. zweimal nacheinander in die gleiche Straße fahren müsste.« – »Wir müssen auch an unsere Klienten denken, deren Gesundheit von der Insulinspritze immer zur gleichen Zeit abhängig ist.«)
- Stellen Sie die Vorteile bestimmter Pflegezeiten dar (z. B. »Dann brauchen Sie sich nach dem Duschen gar nicht mehr anzuziehen, sondern können gleich ins Nachthemd schlüpfen.«)

Und noch ein Kriterium ist für die Einteilung im Tourenplan wichtig: die Art der bei einem Klienten zu erbringenden Leistungen. Leistungen mit einem geringen Aufwand (z. B. Medikamentengabe) lassen sich eher in einen Ablauf einschieben als etwa eine große Toilette. Denken Sie auch an die Belastung Ihrer Mitarbeiter! Eng damit verbunden ist die Berücksichtigung der zeitlichen Vorgaben für die Leistungen. Achten Sie darauf, dass die im Dienstplan veranschlagte Dauer des Dienstes nicht wesentlich unter- oder überschritten wird.

Tab. 13: Beispielhafte Zeitvorgaben für Leistungen

Leistung	Zeitvorgabe
Richten von Medikamenten	10 Minuten
Gabe von Medikamenten	3 Minuten
Wundverband wechseln	10 Minuten
kleine Toilette	17 Minuten
große Toilette	25 Minuten

Als versierte Pflegedienstleitung sehen Sie diese Vorgabezeiten beim einzelnen Klienten nur als Richtwert an. Deshalb passen Sie auch die Planungszeiten den Besonderheiten des Einzelfalls an.

Info

In der Summe sollte es nicht zu einer Überschreitung der Planungszeiten kommen, denn das gefährdet die Wirtschaftlichkeit des ambulanten Dienstes.

Von besonderer Relevanz für die Zusammenstellung der Touren sind die Wohnorte der Klienten. Eine wirtschaftlich sinnvolle Tourenplanung zeichnet sich dadurch aus, dass durch eine möglichst sinnvolle Anordnung der Einsätze die Fahrtstrecken und damit auch die Fahrtzeiten minimiert werden. Nutzen Sie dafür die Hilfe eines Routenplaners. Manche EDV-Programme beinhalten eine solche Funktion und zeigen auch die optimalen Fahrtstrecken an.

Ambulante Dienste im städtischen Bereich haben bei den Fahrtzeiten eindeutig Vorteile gegenüber Diensten im ländlichen Bereich. Andererseits sind Staus in Ballungsräumen nicht selten. Halten Sie also Ihre Mitarbeiter dazu an, sich über günstige Wege, möglichst staufreie und kurze Wege auszutauschen. Die Fahrtzeiten und -kosten sind in den Vergütungspauschalen nach dem SGB V enthalten. Die Wegepauschalen nach dem SGB XI berücksichtigen aber die notwendigen tatsächlichen Fahrtstrecken ebenfalls nicht.

Wichtig **Rüstzeiten nicht vergessen**

Zur Tourenplanung gehören natürlich auch die Rüstzeiten zu Beginn und am Ende der Tour für vor- und nachbereitende Tätigkeiten (z. B. Lesen des Übergabebuches oder Einträge in dieses Buch, Zusammenstellung der notwendigen Schlüssel von Klienten etc.).

Die Touren sollten grundsätzlich wirtschaftlich sein, d. h. die erzielten Erlöse aus einer Tour sollten mindestens so hoch sein wie die entstehenden Kosten (Personal- und Sachkosten sowie Abdeckung eines Overhead-Anteils). Wenn Sie aber einen neuen Bereich erschließen, etwa einen neuen Stadtteil, einen anderen Ort, werden Sie eine solche Wirtschaftlichkeit nicht auf Anhieb erzielen. Prüfen Sie also den neu zu erschließenden Bereich auf sein Potenzial: Ist mittelfristig zu erwarten, mit der neuen Tour genügend Klienten akquirieren zu können? Wenn ja, spricht nichts gegen eine Realisierung.

Beispiel eines Tourenplans

Am Beispiel eines Tourenplans für eine Fachkraft (Tour FF1) zeigen wir Ihnen einen Tourenplan in einem bestimmten Zeitabschnitt (▶ Abb. 32).

06.40 - 06.50	• Rüstzeit
06.50 - 07.05	• Fahrtzeit zum 1. Klienten
07.05 - 07.15	• Klientin Frau Herta Müller • Verbandswechsel (SGB V)
07.15 - 07.18	• Fahrtzeit zum 2. Klienten
07.18 - 07.22	• Klient Peter Gruber • Verabreichen von Medikamenten SGB X)
07.22 - 07.30	• Fahrtzeit zum 3. Klienten
07.30 - 08.05	• Klientin Elfriede Oppenland • Verabreichen von Medikamenten (SGB V) • Kompressionsstrümpfe anziehen (SGB V) • große Toilette (SGB XI)

Abb. 32: Beispiel eines Tourenplans.

Wann Sie die Tourenplanung anpassen müssen

EDV-Programme sind manchmal eine gute Arbeitserleichterung. So ermöglichen sie z. B. das Kopieren eines vorhandenen Tourenplans, beispielsweise von Montag letzter Woche auf Montag der kommenden Woche. Sie müssen dann diese kopierten Tourenpläne (nur noch) überprüfen, ob es Veränderungen gibt und entsprechend anpassen. Schnelle Anpassungen im Tourenplan sind manchmal erforderlich bei:

- Wegfall von Klienten
- Aufnahme neuer Klienten
- Veränderungen der zu erbringenden Leistungen
- notwendigen zeitlichen Änderungen
- außergewöhnlichen Ereignissen (z. B. kurzfristiger Ausfall eines Mitarbeiters, unpassierbare Straßen aufgrund der Wetterverhältnisse)

Wenn Ihre Mitarbeiter bereits mobile Datengeräte (MDA) nutzen, erhalten sie auch während der Tour »just in time« alle wichtigen Informationen zu Änderungen im Tourenplan.
Eine solche schnelle Anpassung und Benachrichtigung Ihrer Mitarbeiter fällt ohne EDV-Hilfe eher schwer. Auch wenn wir keine Werbung für PCs und Software machen wollen: Die Praxis zeigt, dass es ohne eigentlich nicht mehr geht. (Und wahrscheinlich sehen Sie das auch so – und sitzen längst vor einem komfortablen PC mit einem gut zu bedienenden Programm.)

4.5.3 Wenn die Planung auf die Wirklichkeit trifft

Seien Sie versichert: Ihre Personaleinsatzplanung kann und wird gelingen, wenn Sie alle Kriterien (▸ Abb. 33) beachten.

Wir wünschen Ihnen auf jeden viel Erfolg und Anerkennung (Klienten, Team und Vorgesetzte) bei Ihrer Personaleinsatzplanung! Nicht alles ist möglich, aber machen Sie das Mögliche auch möglich. Und Planung ist das Eine, die Realität im Alltag das Andere. Ihre Planung kann noch so sorgsam und vorausschauend erfolgen, die täglichen Überraschungen werden oftmals unverzügliche Plananpassungen erfordern. Diese Änderungen erfolgen in der Regel handschriftlich auf den ausgehängten Dienstplänen und werden erst im Nachhinein vor der Abrechnung des Dienstplans in der EDV erfasst. Änderungen können beispielsweise erforderlich werden durch:

- Zugang oder Wegfall von Klienten
- Änderungen im Pflegebedarf
- Ausfall von Mitarbeitern durch Krankheit
- Schichtentausch durch Mitarbeiter
- unzureichende Personalbesetzung zu bestimmten Zeiten
- neue Mitarbeiter

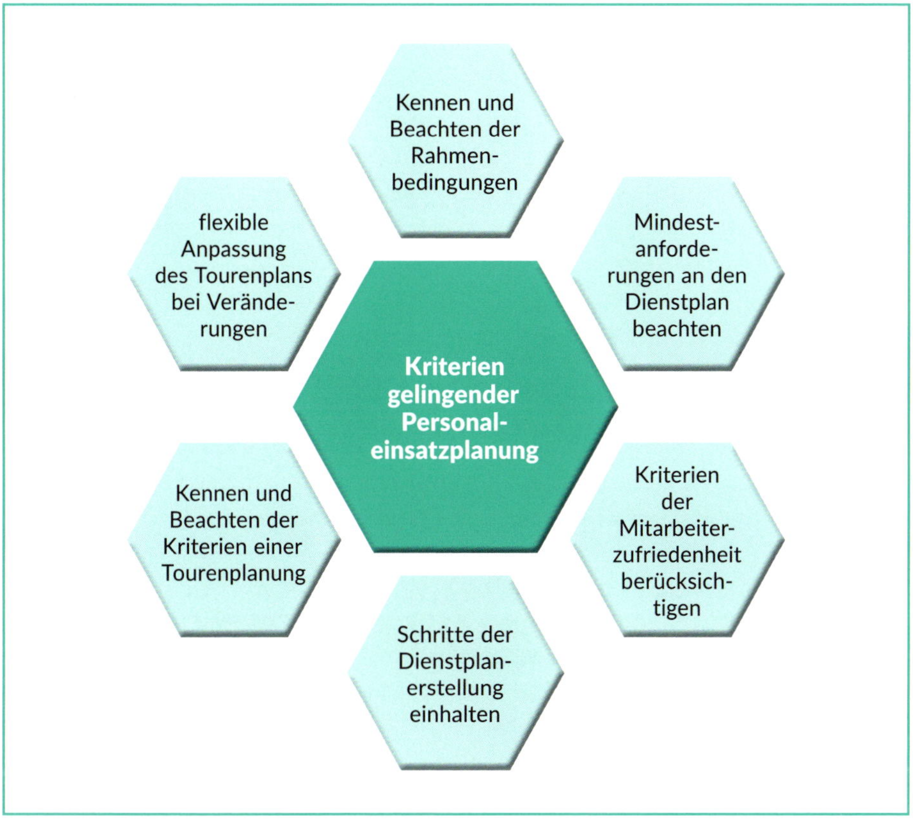

Abb. 33: Kriterien der Personaleinsatzplanung.

Es ist Ihre Aufgabe, auf solche Veränderungen sofort zu reagieren und Dienstplan und Tourenplanung anzupassen. Denn Sie wissen ja: Änderungen im Dienstplan dürfen nur durch die Dienstplan-Verantwortliche und mit dokumentenechtem Stift erfolgen.

4.5.4 Wie ist es gelaufen? – Die retrospektive Betrachtung des Personaleinsatzes

Nach Ende des Dienstplanzeitraums ist der Dienstplan abzuschließen. Diese Abschlussarbeiten sind einerseits wichtig als Grundlage für Ihre künftigen Planungen und für die Dokumentation, andererseits bringt eine gezielte Auswertung auch hilfreiche Erkenntnisse für künftige Personaleinsatzplanungen (▶ Abb. 34).

Auswertung und Dokumentation der Dienst- und Tourenpläne

Dienstplan und die Tourenpläne werden nach Ende des Geltungszeitraums ausgewertet, der tatsächliche Personaleinsatz wird für den MDK und den eigenen Dienst dokumentiert. Bei einer manuellen Dienstplanung ist dies ein erheblicher Aufwand,

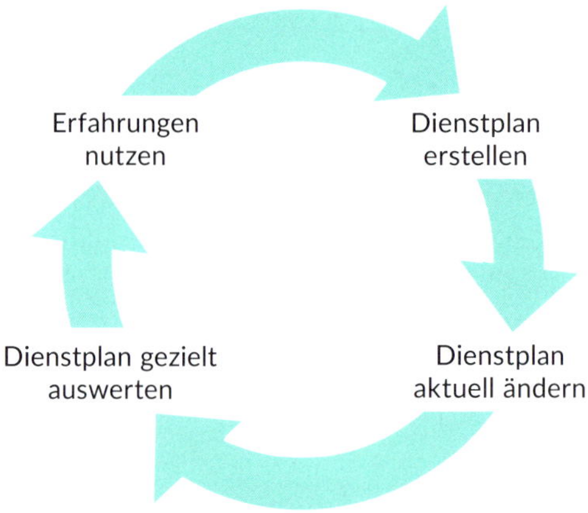

Abb. 34: Der Regelkreis des Erkenntniszuwachses bei der Dienstplanung.

Tab. 14: Schritte der Auswertung

Schritt	Thema	Konkrete Arbeiten
1	Dienste	Für jeden Tag ist zu prüfen, ob die Diensteinteilung gegenüber der Planung verändert wurde.
2	Dienstzeiten	Für jeden Mitarbeiter und jeden Dienst, den er geleistet hat, sind die tatsächlichen Arbeitszeiten festzuhalten (haben Dienste länger oder kürzer gedauert?).
3	Ausfallzeiten	Die ungeplanten Ausfallzeiten von Mitarbeitern werden ermittelt. Dabei ist zu beachten, dass es sich um Ausfallzeiten handeln kann, die als Arbeitszeit gelten bzw. um Ausfallzeiten, die nicht auf die Arbeitszeit anzurechnen sind.
4	Ist-Arbeitszeit	Die tatsächlich geleistete Arbeitszeit im Dienstplanzeitraum muss für jeden Mitarbeiter errechnet werden.
5	Abgleich mit Soll-Arbeitszeit	Die Ist-Arbeitszeit ist mit der Soll-Arbeitszeit abzugleichen und der Saldo der Arbeitszeit unter Berücksichtigung der »mitgebrachten« Saldi. Dies ergibt den Saldo-Vortrag auf den nächsten Monat.
6	Auswertungen für künftige Planungen	Rechtlich nicht vorgeschrieben, aber empfehlenswert.
7	Dokumentation	Zu dokumentieren ist sowohl die Planung als auch der Ist-Zustand. Dienstpläne dürfen in der EDV nicht überschrieben werden, sondern sind in diesen zwei Versionen vorzuhalten. Die »Ist-Version« enthält alle bei den Schritten 1 bis 5 vorgenommenen Änderungen. Diese Fassung ist ebenfalls von der verantwortlichen Fachkraft zu unterschreiben und durch die Pflegedienstleitung abzuzeichnen. Sowohl die Planungsversion als auch die Ist-Version ist mindestens fünf Jahre aufzubewahren.

bei EDV-Dienstplänen ist der Aufwand wesentlich geringer. Die Schritte der Auswertung und Dokumentation sind aber im Wesentlichen identisch (▸ Tab. 14).

Wie wird es künftig laufen? – Erkenntnisse für künftige Planungen gewinnen

Neben der rechtlich vorgeschriebenen Auswertung und Dokumentation des Dienstplans gibt es eine Fülle von Möglichkeiten, um aus abgelaufenen Dienstplan-Zeiträumen wichtige Erkenntnisse zu gewinnen. Sie können diese Erkenntnisse sowohl für einen Zeitreihenvergleich als auch für ein Benchmarking innerhalb und außerhalb Ihres Dienstes nutzen.

4

Wir stellen Ihnen jetzt einige Beispiele von Auswertungen und ihren Nutzen sowohl für die zukünftige Personaleinsatzplanung als auch für das Management Ihres Dienstes vor. Natürlich können Sie auch weitere Auswertungen und Kennzahlen generieren. Es sind mehrere Auswertungen möglich (▸ Abb. 35).

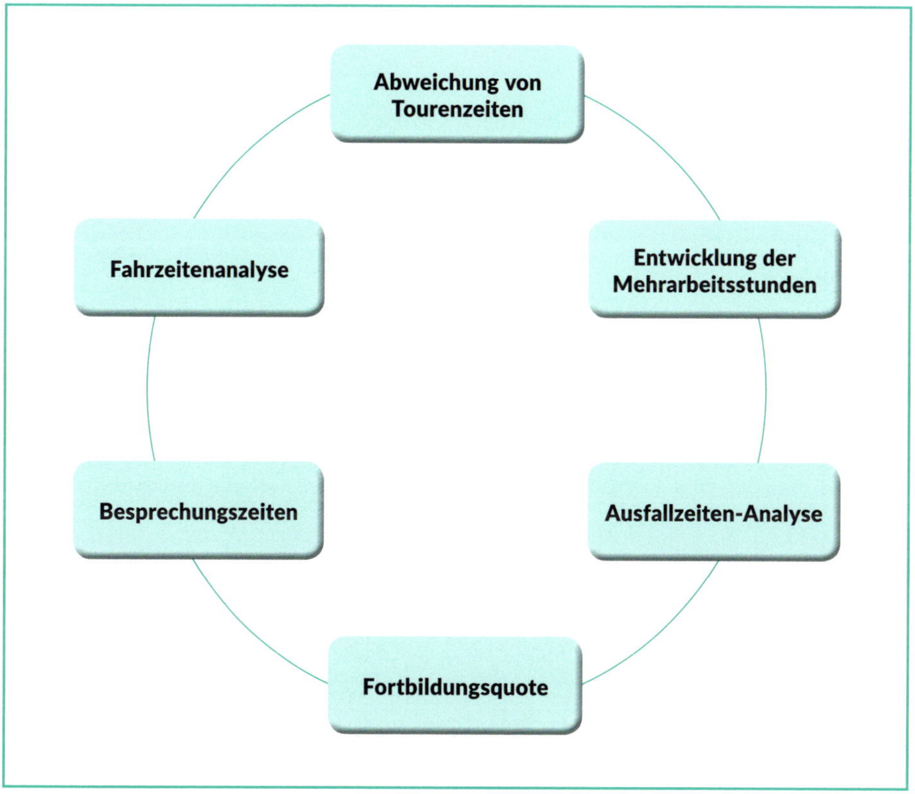

Abb. 35: Erkenntnisgewinn durch gezielte Auswertung von Kennzahlen.

Abweichung von Tourenzeiten

Es erfolgt ein regelmäßiger Vergleich der geplanten Zeiten eines Tourenplans mit den tatsächlichen Zeiten. Die Auswertung über einen längeren Zeitraum kann Aufschluss geben über:

- Planungen, die nicht realitätsnah erfolgt sind (z. B. Zeitbedarf für eine Leistung),
- den Zeitbedarf für einzelne Klienten (wird regelmäßig mehr Zeit benötigt, sollte über das Angebot zusätzlicher Leistungen nachgedacht werden),
- Unterschiede beim Zeitbedarf zwischen Mitarbeitern, die Thema in Mitarbeitergesprächen sein können,
- Veränderungsbedarf in der Zusammenstellung und Reihenfolge der Klientenversorgung.

Entwicklung der Mehrarbeitsstunden

Ermittelt wird der Verlauf der Zahl der Mehrarbeitsstunden durch einen Vergleich zwischen dem Vormonat und dem Abrechnungszeitraum. Diese Entwicklungen können zum Beispiel in einer Zeitreihe dargestellt werden (▶ Abb. 36).

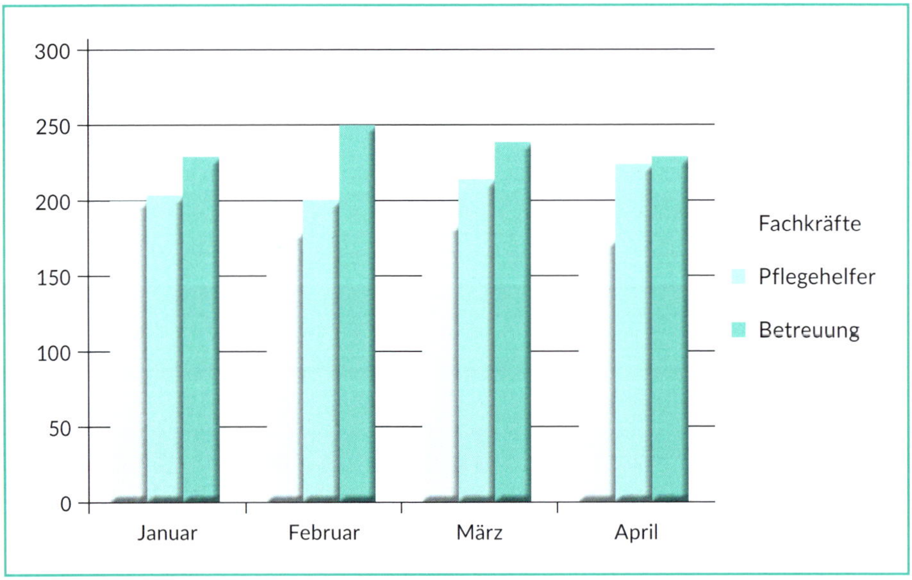

Abb. 36: Beispiel einer Grafik zur Entwicklung von Mehrarbeitsstunden.

Analyse der Ausfallzeiten

Besonders interessant sind Ausfallzeiten durch Krankheit, die Rückschlüsse auf die Belastungssituation der Mitarbeiter, aber auch auf ihre Motivation und den Teamzusammenhalt ermöglichen. Wichtig ist dabei immer, anhand von Thesen diese Daten zu analysieren und keine vorschnellen Schlüsse zu ziehen. So kann eine Erhöhung der Krankheitsquote, besonders bei kleinen Organisationseinheiten, schon durch eine Langzeiterkrankung eines Mitarbeiters massiv beeinflusst werden, ohne dass grund-

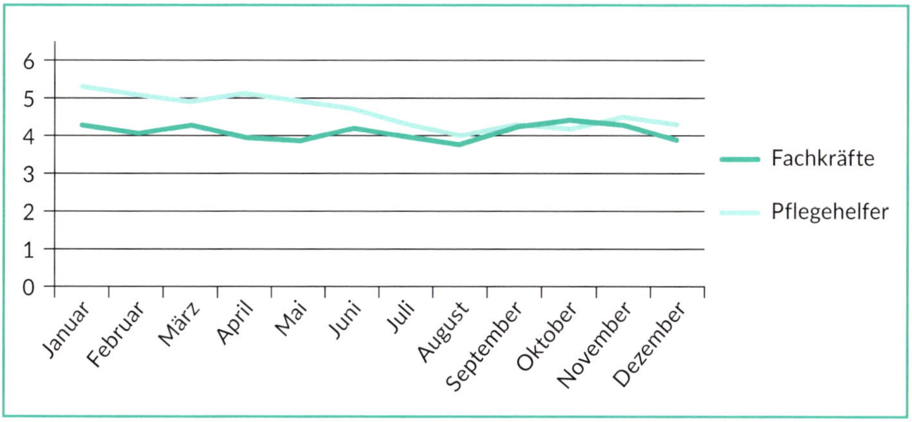

Abb. 37: Entwicklung der Krankheitsquote in einem ambulanten Pflegedienst.

4

sätzliche Probleme in der Belastung der Mitarbeiter, ihrer Arbeitsmotivation oder im Teamzusammenhalt bestehen (▶ Abb. 37).

Fortbildungsquote

Ständige gezielte Fortbildung der Mitarbeiter ist ein wichtiges Erfolgskriterium eines ambulanten Dienstes. Nur Mitarbeiter, die ihr Wissen aktuell halten, garantieren eine langfristige Qualität der Pflege. Als Richtgröße für eine sinnvolle und zielgerichtete Fortbildung hat sich eine Quote von ca. ein Prozent der Arbeitsstunden für Fortbildung bewährt. Diese kann natürlich schwanken, etwa bei:

- außerordentlichem Fortbildungsbedarf (z. B. Einführung von Standards)
- Pflichtschulungen in bestimmten Monaten
- vielen neuen Mitarbeitern
- Umsetzung neuer Konzeptionen

Wichtig ist jedoch nicht nur die Gesamtzahl der Fortbildungsstunden, sondern auch der prozentuale Anteil der Mitarbeiter, die solche Fortbildungen absolvierten. Unterscheiden Sie zwischen Fort- und Weiterbildung (z. B. Kurs einer Pflegefachkraft zur Wundmanagerin). Letzterer sollte unbedingt aus der Betrachtung ausgeschlossen werden, da sonst die Kennzahlen verfälscht werden. Die Fortbildungsquote und die Verteilung auf die Mitarbeiter können Sie auch in einer Zeitreihe grafisch darstellen (▶ Abb. 38).

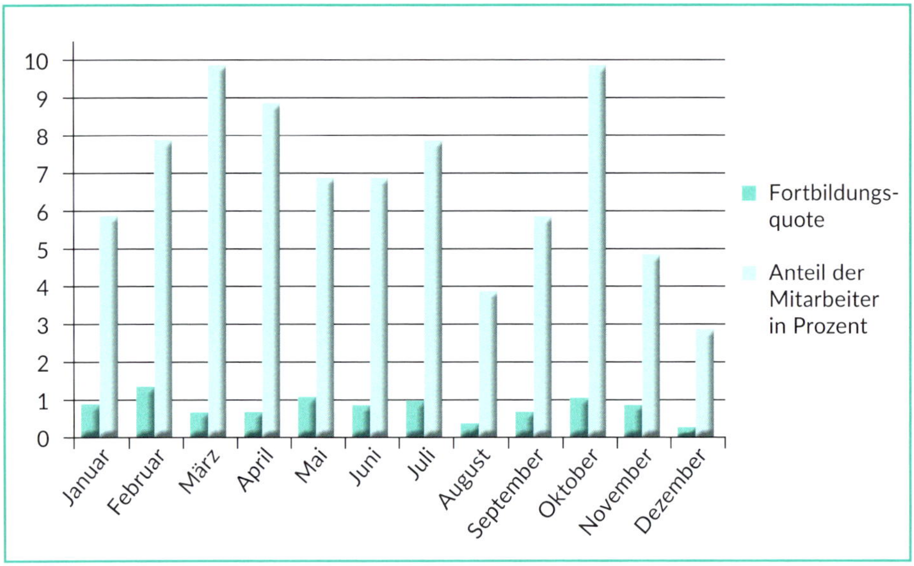

Abb. 38: Beispiel einer Fortbildungsstatistik.

Besprechungszeiten

Besprechungszeiten vermindern die zur Verfügung stehende Zeit für die unmittelbare Versorgung und Betreuung der Klienten. Aber sie sind unverzichtbar, um die notwendige Kommunikation und die Weitergabe der Erkenntnisse über Klienten zu sichern. Auf das Maß kommt es also an! Eine Statistik der Besprechungszeiten, gemessen an der insgesamt geleisteten Arbeitszeit, ermöglicht Ihnen einen Vergleich zwischen den Bereichen und bildet auch die Grundlage eines Benchmarking zwischen ambulanten Diensten. Über einen längeren Zeitraum dargestellt, werden auch Entwicklungen dieser Besprechungszeiten sichtbar.

Die Kennzahlen errechnen sich wie folgt:
Zahl der Besprechungszeiten aller Mitarbeiter : Zahl der gesamten Arbeitsstunden – Ausfallzeiten x 100 = Besprechungszeiten in Prozent

Diese Quote kann wieder in einem Zeitreihen-Diagramm dargestellt und zwischen den Bereichen und zwischen Diensten verglichen werden.

Fahrtzeiten-Analyse

Die Analyse der Fahrtzeiten kann Aufschluss geben über:

- die Notwendigkeit einer anderen Zusammenstellung des Tourenplans,
- erforderliche Anpassungen der Fahrtzeiten (mehr oder weniger Zeit) an die gewonnenen Erfahrungswerte.

5 Die Aufbauorganisation – wie viel Pflege soll beim Kunden ankommen?

Größe und Angebotspalette – diese beiden Säulen eines ambulanten Dienstes bestimmen die Anforderungen an die Aufbauorganisation. Wir zeigen Ihnen an zwei Beispielen die Aufbauorganisation eines kleinen (bis zu 15 Mitarbeitende) und eines größeren (ca. 30 Mitarbeitende) ambulanten Dienstes.

Bei Ihren Überlegungen müssen Sie beachten, möglichst wenig Personal außerhalb der eigentlichen Leistungserbringung zu beschäftigen. Selbstverständlich brauchen Sie aber leitende Mitarbeiter, denn die Vernachlässigung der Führungsaufgaben führt zu Effizienzverlusten. Ihre Devise sollte also sein: »So viel Leitung wie nötig, so viel unmittelbare Leistung am Klienten wie möglich.« Dabei müssen Sie aber immer die rechtlichen Vorgaben beachten, die sich aus Ihrem Versorgungsvertrag ergeben.

Bei kleineren Organisationen (▶ Abb. 39) gilt: Die Aufgaben der stellvertretenden Pflegedienstleitung werden von einer Fachkraft aus dem Bereich Pflege übernom-

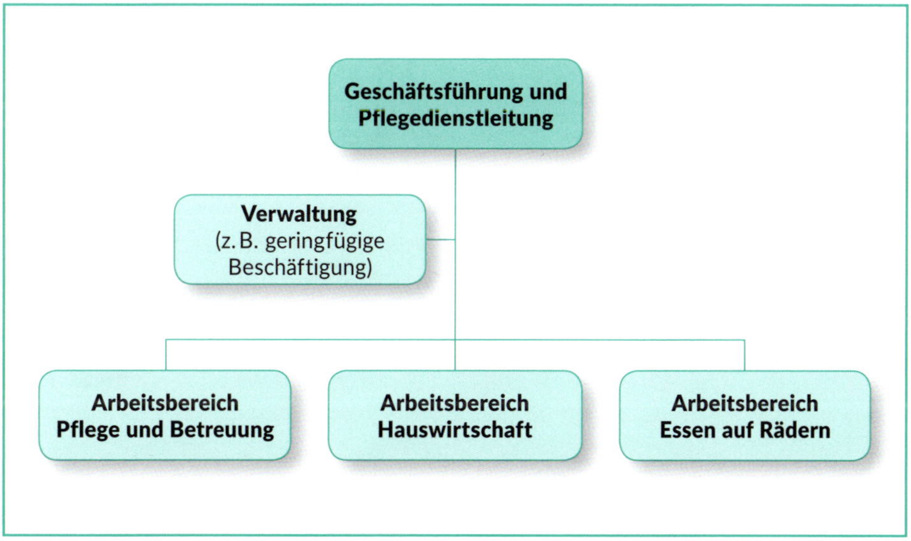

Abb. 39: Beispielhafte Aufbauorganisation eines kleinen ambulanten Dienstes.

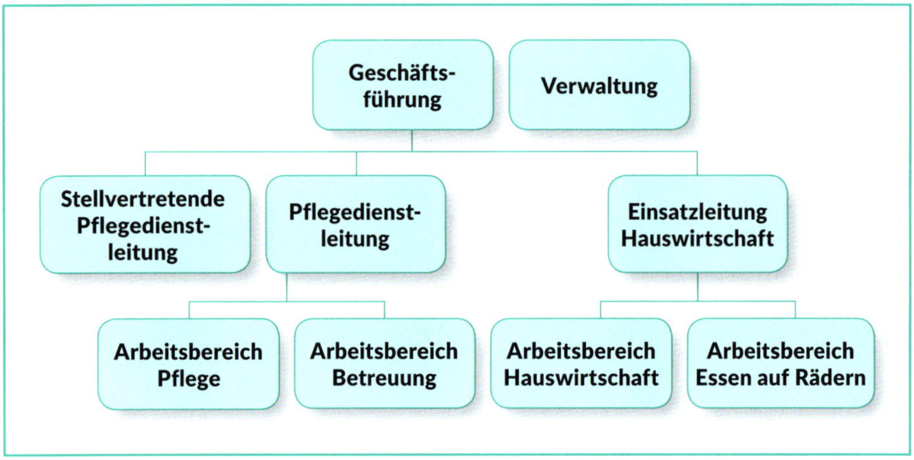

Abb. 40: Beispielhafte Aufbauorganisation eines größeren ambulanten Pflegedienstes.

men. Sie ist aber eine reine Verhinderungsstellvertretung. In einer größeren Organisation wird das naturgemäß anders aussehen (▸ Abb. 40).

5.1 Schaffen Sie sinnvolle Arbeitsabläufe

Die genaue Beschreibung aller Arbeitsabläufe gibt Ihnen die Grundlage dafür, die Arbeitslast effizient und effektiv abzuwickeln. Deshalb brauchen Sie zuallererst Stellenbeschreibungen für alle Funktionen. Inhalte einer Stellenbeschreibung:

- Stellenbezeichnung
- Einordnung in die Hierarchie
- Vertretungsregelung vom/für den Stelleninhaber
- Aufgaben
- Befugnisse und Verantwortung

Tipp

Machen Sie Stellenbeschreibungen zur Teamsache. Wenn Sie die Stellenbeschreibungen gemeinsam mit Ihren Mitarbeitern erarbeiten, erreichen Sie im Regelfall eine höhere Akzeptanz und Transparenz. Diese Arbeit mag Ihnen aufwändig erscheinen, aber auch Ihre Mitarbeiter haben Kenntnisse, die Ihnen als Leitung evtl. fehlen – wollen Sie auf dieses Knowhow tatsächlich verzichten?

Stehen die Stellenbeschreibungen fest (und sind sie von allen Mitarbeitern akzeptiert), erfolgt im nächsten Schritt die Definition und Beschreibung der Nahtstellen (▶ Abb. 41). Vielleicht erinnern Sie sich noch daran, dass man früher gern auch von »Schnittstellen« sprach. Letztlich sind sich Naht- und Schnittstelle in einem ähnlich: Es sind Stellen, an dem Bereiche aneinanderstoßen, an denen Verantwortlichkeiten in andere Hände übergehen. Stellen, an denen miteinander gesprochen werden muss; an denen es auf das Vertrauen ankommt, das die Mitarbeiter zueinander und zu externen Dienstleistern haben.

In der täglichen Praxis erweist sich allerdings manche Nahtstelle als Schnittstelle. Es kommt zu einer brüsken Abtrennung. Mit Schwung wird die Verantwortung weggeschoben: »So, das geht uns jetzt nichts mehr an!« Das ist natürlich nicht im Sinne einer gemeinsamen Pflege und Betreuung.

»Eine Nahtstelle ... funktioniert eher wie ein Reißverschluss, der alle vorhandenen Bereiche in einen Prozess integriert und dadurch eine gemeinsame Richtung ansteuern kann. Dies setzt aber voraus, dass alle Teile als gleichwertig und wichtig angesehen werden und daraufhin gleichwertig agieren können.«[19]

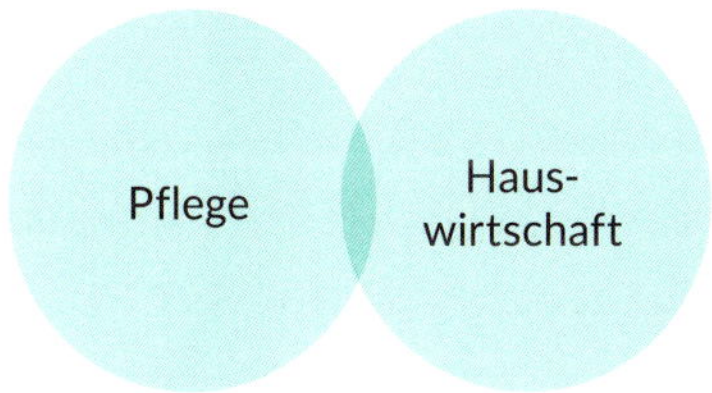

Abb. 41: Nahtstellen zwischen den Funktionen in einem ambulanten Pflegedienst.

Soll es in Ihrem Dienst eher Naht- als Schnittstellen geben, brauchen Sie Personal, das gemeinsam denken und handeln kann. Kurzum: Sie müssen auf Personalentwicklung setzen, Ihre Teams schmieden, eine gemeinsame Begeisterung für die gemeinsame Sache entfachen – und halten (▶ Kap. 2.1).

5.2 Alles digital - EDV in der ambulanten Pflege

Ohne EDV-Unterstützung ist ein funktionierender ambulanter Dienst heute gar nicht mehr denkbar. Neben universalen Programmen (z. B. Microsoft Office®) gehört auch fachspezifische Software in die Büros und Autos. Software-Programme gibt es fast

[19] Keune K (2014): Von Schnittstellen zu Nahtstellen. In: Sozialwirtschaft 1/2014, Nomos, Baden-Baden, S. 7

wie Sand am Meer. Wenn Sie gerade ein neues Programm suchen oder überhaupt erst eines etablieren müssen, dann lassen Sie sich von diesen Prioritäten leiten:

- Erfüllt das Programm die gewünschten Funktionen?
- Ist das Programm benutzerfreundlich?
- Können alle Arbeitsbereiche die gleiche Software einsetzen?
- Können »Sonderfunktionen« programmiert werden?
- Wie gut sind Experten-Hotline und Fernwartung?
- Wie schnell und häufig wird das Programm aktualisiert, wenn es z. B. rechtliche Änderungen gibt?

Tipp

Schnell und effizient dokumentieren, keine Doppeldokumentationen mehr, Updates für Tourenpläne direkt ins Auto. Die digitale Welt hält viele Feature für ambulante Dienste bereit. Informieren Sie sich regelmäßig, was geboten wird. Mit der kleinen Checkliste (s. o.) haben Sie die wichtigsten Punkte immer griffbereit.

5.3 Betriebswirtschaftliches Knowhow und Controlling

Ambulante Dienste wirtschaftlich zu führen, wird immer schwieriger. Die vereinbarten Vergütungen für die Leistungen gleichen die jährlichen Kostensteigerungen durch Tariferhöhungen und Preissteigerungen in den Sachkosten meist nicht aus. Die Schere zwischen Erlösen und Ausgaben von ambulanten Diensten geht immer weiter auseinander.

In der Vergangenheit konnten sich Leitungskräfte in der Pflege auf ihre pflegefachlichen Aufgaben konzentrieren. Sie waren häufig nicht einmal über die wirtschaftliche Situation ihres Unternehmens informiert. Das ist inzwischen anders. Heute gehört die wirtschaftliche Steuerung in den Verantwortungsbereich einer Leitungskraft. Das bedeutet auch: Sie müssen sich mit Zahlen beschäftigen, sie kennen, interpretieren und möglichst auch beeinflussen können.

5.3.1 Was heißt eigentlich »Wirtschaftlichkeit«?

Wirtschaftlich denken und handeln heißt ökonomisch handeln. Dabei gibt es das

- Maximalprinzip (mit gegebenem Mitteleinsatz das bestmögliche Ergebnis erzielen)
- Minimalprinzip (mit möglichst wenig Einsatz an Mitteln ein bestimmtes Ergebnis erzielen)

Beispiel fürs Maximalprinzip: Mit ihrem Personal können Sie alle Ihre Klienten bestmöglich versorgen.

Beispiel fürs Minimalprinzip: Die digitale Dokumentation spart Zeit und Kosten.

Wirtschaftlichkeit ist keine hehre Größe. »Wirtschaftliches Handeln zeichnet sich dadurch aus, dass trotz individueller Pflegesituationen, z. B. durch langwieriges An- und Auskleiden oder beschwerliche Wege zum Badezimmer, der vorgegebene Zeitrahmen und die Qualität der Pflege eingehalten werden. Bei konsequenter Anwendung ökonomischer Grundsätze gelingt es oft – trotz knapper Mittel – Ressourcen freizusetzen.«[20]

Welche Möglichkeiten haben Sie in Ihrem ambulanten Dienst, um Ressourcen freizusetzen? Beantworten Sie einfach mal die folgenden Fragen.

- Sind die Touren effektiv geplant?
- Sind die Wegezeiten so gering wie möglich?
- Werden die zeitlichen Vorgaben im Tourenplan eingehalten?
- Werden nur die Leistungen erbracht, die auch vereinbart sind?
- Welche zusätzlichen Leistungen könnten Sie anbieten?
- Werden die Budgets der Pflegesachleistungen ausgeschöpft?
- Welche weiteren Leistungen könnten Sie anbieten?
- Sind die Klienten in den richtige Pflegegrad eingestuft? Ggf. Höherstufung anregen!
- Sind die Rüstzeiten für das Personal angemessen?
- Sind die Besprechungszeiten auf das Notwendige begrenzt?
- Nutzen Sie Übergabebücher?

---

[20] Juchli L (2004): Thiemes Pflege. Thieme, Stuttgart, S. 13

5.3.2 Budget und Budgetverantwortung

Ein Budget ist ein bestimmter Betrag an Geld oder Sachmitteln, die ein Budgetverantwortlicher zweckgebunden in einer definierten Zeitperiode verwenden darf, ohne dafür in jedem Fall eine Genehmigung des Vorgesetzten einholen zu müssen.

Im Sinne dieser Definition hat nicht jeder, dem Budgetverantwortung übertragen wurde, diese auch tatsächlich! Budgetverantwortlich ist nur der, wer:

- über ein Budget im oben genannten Sinne verfügt;
- die notwendigen Informationen für seine Budgetentscheidungen hat und damit
- aktiv steuern kann.

Im betrieblichen Alltag beschränkt sich die Budgetverantwortung meist auf Sachmittel, selten auf Personalkosten. Angesichts eines Sachkostenanteils von durchschnittlich 15 Prozent, gemessen an den Gesamtkosten eines ambulanten Dienstes, ist der Handlungsspielraum für einen Budgetverantwortlichen also vergleichsweise gering.

5.3.3 Von »Gewinnen« und »Verlusten«

Gewinn und Verlust sind sogenannte Restgrößen, die entstehen, wenn die Erlöse (auch Umsatz genannt) um die entstandenen Kosten reduziert werden.

Ist das Ergebnis dieser Rechnung (▸ Abb. 42) negativ, spricht man nicht von »negativem Gewinn«, sondern von Verlust.

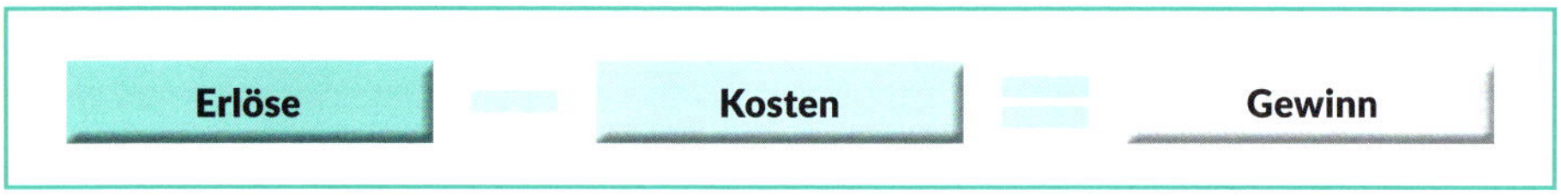

Abb. 42: Die »Restgröße« Gewinn.

5.3.4 Was sind Kosten?

Die betriebswirtschaftliche Definition von Kosten lautet: »Kosten bezeichnen den in Geld ausgedrückten Wert verbrauchter Güter und in Anspruch genommener Dienste, soweit sie zur Erstellung einer Leistung notwendig waren.«[21] Anders ausgedrückt: Alles, was Sie einsetzen, um eine Leistung zu erbringen, sind Kosten. Und die lassen sich noch weiter aufteilen, z. B. in Einzel- oder Gemeinkosten.

---

[21] Kämmer K (2015): Pflegemanagement in Altenpflegeeinrichtungen. Schlütersche, Hannover, S. 445

Gesamt- und Einzelkosten

Einzelkosten sind Kostenanteile, die Sie einer erbrachten Leistung direkt zuordnen können. Daher werden sie auch direkte Kosten genannt. Personalkosten gehören zu den direkten Kosten, denn diese können mittels des Tourenplans direkt einer Leistung am Klienten zugeordnet werden.

Gemeinkosten sind Kostenanteile, die Sie nicht direkt einer erbrachten Leistung zuordnen können oder die Sie aus Gründen der Erfassung nicht direkt zuordnen. Das gilt etwa für die Kosten für Treibstoff der Dienstfahrzeuge.

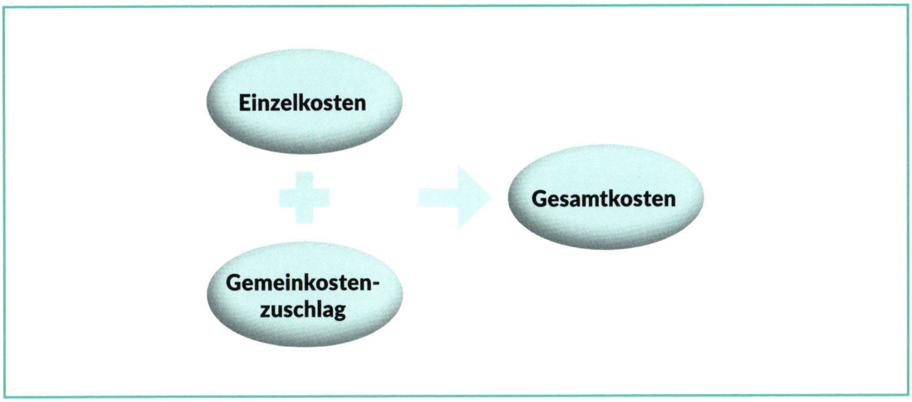

Abb. 43: Kostenarten.

Gesamtkosten sind alle Kosten, die für eine bestimmte Produktionsmenge entstehen. In der Pflege wären dies beispielsweise alle Personal- und Sachkosten, die für die Grundpflege aller Klienten des Dienstes entstehen.

Wenn Sie wissen wollen, wie viele Kosten je Klient angefallen sind, müssen Sie die Gesamtkosten durch die Zahl der Klienten teilen. Dann erhalten Sie die »**Stückkosten**«.

Fixe Kosten

Fixe Kosten sind Kosten, die unabhängig von der Produktionsmenge entstehen. Diese Kosten haben Sie immer, ob Sie nun Klienten pflegen oder nicht. Fixe Kosten sind entweder absolut fix oder sprungfix.

Absolut fix sind diese Kosten dann, wenn sie völlig unabhängig von der produzierten Menge sind. Das gilt etwa für die Grundsteuer für die Räumlichkeiten Ihres Dienstes oder die Haftpflichtversicherung. Oder für die Abschreibungskosten für ein Dienstfahrzeug. Die sind völlig unabhängig davon, ob Sie das Auto für die Erbringung von Pflegeleistungen nutzen oder das Fahrzeug nur auf dem Hof steht.

Sprungfix sind die Kosten, wenn Sie ab einer bestimmten Produktionsmenge zum Bespiel eine weiteres Fahrzeug benötigen. Wollen Sie mehr Klienten versorgen, benötigen Sie ein weiteres Fahrzeug. Ihre Fixkosten verdoppeln sich also.

Variable Kosten

Variable Kosten sind Kosten, die sich mit der Produktionsmenge verändern. Wird nicht produziert, fallen keine variablen Kosten an. Ein Beispiel: Wenn Sie keine Klienten pflegen, benötigen Sie auch keine Pflegehilfsmittel. Es fallen also keine Kosten an. Andersherum gilt: Je mehr Klienten Sie versorgen, umso höher sind die Kosten für Pflegehilfsmittel.

Variable Kosten können linear, progressiv oder degressiv steigen. Sie steigen **linear**, wenn die Kosten je Stück unabhängig von der Menge sind (z. B. Benzinkosten für ein Fahrzeug). Sie steigen **progressiv**, wenn mit zunehmender Menge die Kosten je Stück immer höher werden. Beispiel Benzinverbrauch: Je schneller Sie fahren, umso mehr Benzin je Kilometer benötigt das Fahrzeug.
Variable Kosten sind **degressiv**, wenn sie zwar mit jeder zusätzlichen Mengeneinheit steigen, die Steigerung aber immer geringer wird. So bekommen Sie beispielsweise Pflegehilfsmittel zu einem geringeren Preis je Stück, je mehr Sie davon abnehmen.

Definition **Gesamtkosten**

Gesamtkosten sind die Summe der Fixkosten und der variablen Kosten für eine bestimmte Produktionsmenge.

Grafische Darstellung von Kostenverläufen

Kostenverläufe werden nicht nur in Zahlen, sondern zur Veranschaulichung gern auch grafisch dargestellt. Die Darstellung erfolgt in einem Koordinatensystem, bei dem auf der horizontalen Achse (X-Achse) die Menge und auf der vertikalen Achse (Y-Achse) die Höhe der Kosten abgebildet wird (▶ Abb. 44) (▶ Abb. 45) (▶ Abb. 46).

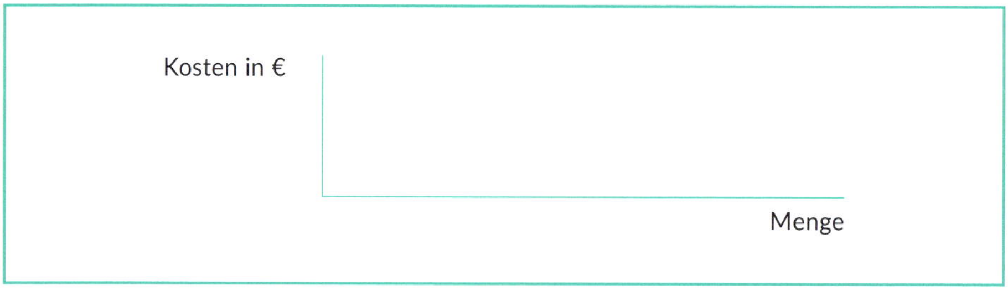

Abb. 44: Grafische Abbildung von Kosten.

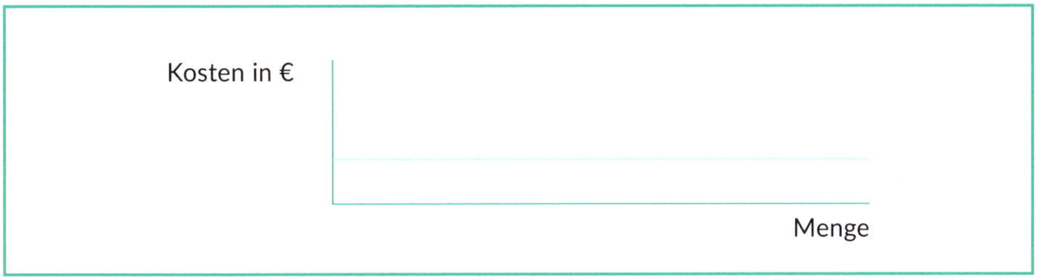

Abb. 45: Grafische Abbildung des Verlaufs von fixen Kosten.

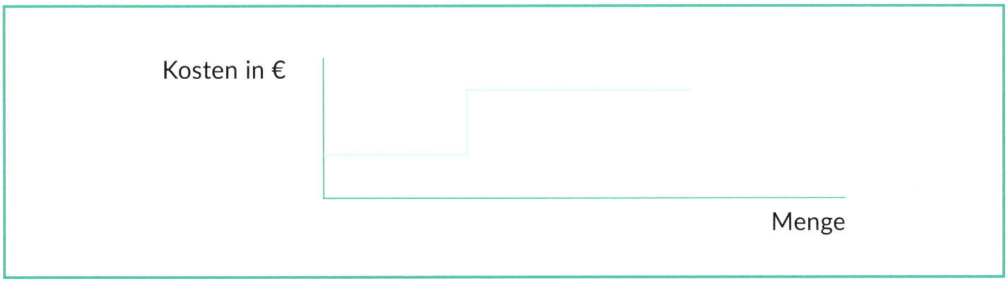

Abb. 46: Kostenverlauf bei sprungfixen Gesamtkosten.

Wie wir in Kapitel 5.3.4 bereits erläutert haben, entstehen variable Kosten nur, wenn Sie tätig werden und – variable Kosten steigen mit zunehmender Produktionsmenge. Abbildung 47 zeigt Ihnen das grafisch.

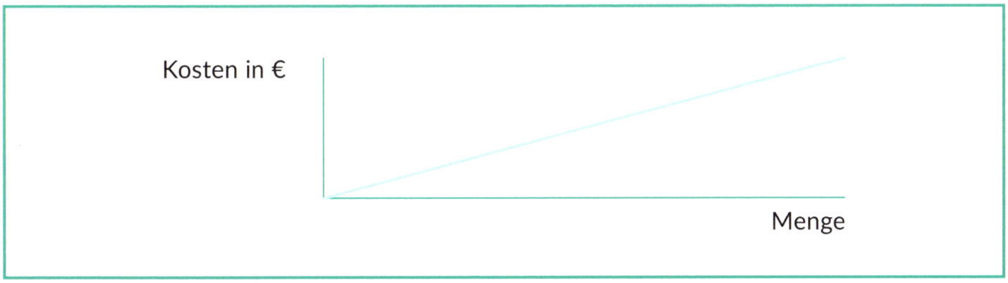

Abb. 47: Kostenverläufe bei variablen Kosten.

Der Kostenverlauf bei den Gesamtkosten beginnt bei der Menge »0« auf Höhe der Fixkosten und verläuft dann entsprechend der variablen Kostenanteile (▶ Abb. 48).

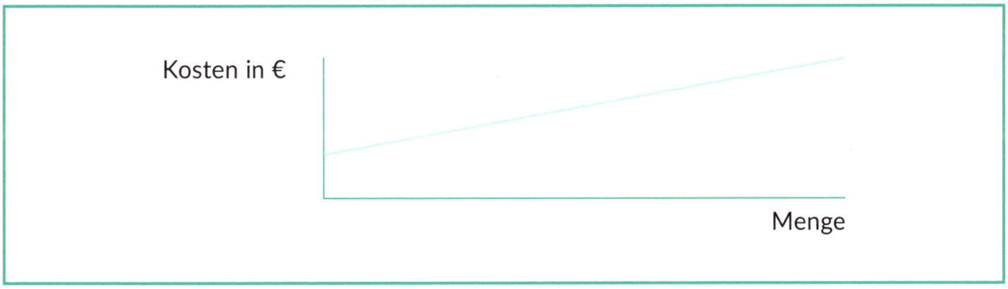

Abb. 48: Kostenverlauf bei Gesamtkosten.

Kostenarten

Kostenarten bezeichnen, wie der Name schon sagt, die Art der Kosten. Wir unterscheiden grob

- Personalkosten
- Materialkosten
- Verwaltungskosten
- Investitionskosten

In Tabelle 15 sind die typischen Kostenarten eines ambulanten Dienstes aufgelistet.

Tab. 15: Die üblichen Kostenarten eines ambulanten Dienstes

Kostenartengruppe	Einzelne Kosten	fix	variabel
Personalkosten	Löhne und Gehälter	X	
	Rückstellungen Mehrarbeit		X
	sonstige Personalkosten (z. B. Reisekosten)		X
Materialkosten	Büromaterial		X
	Porto, Telefon	teilweise	teilweise
	medizinischer Bedarf		X
	Wasser und Abwasser	teilweise	teilweise
	Heizung		X
	Treibstoffe		X
	Strom	teilweise	teilweise
	allgemeine Materialkosten		X
Verwaltungskosten	Fremdleistungen		X
	Steuern und Abgaben	teilweise	teilweise
	Versicherungen	X	
	sonstige Verwaltungskosten		X
Investitionskosten	Instandhaltungen		X
	Mieten und Pachten	X	
	Abschreibungen Gebäude	X	
	Abschreibungen Ausstattung	X	
	Zinsen	teilweise	teilweise

Kostenstellen

Die Kostenstellen sind die Stellen, in denen die Kosten entstanden sind. Eine Verteilung von Kosten in Kostenstellen ist erforderlich, um die Wirtschaftlichkeit einzelner Bereiche erkennen zu können. In Tabelle 16 sind die wesentlichen Kostenstellen eines ambulanten Dienstes zu ersehen.

Tab. 16: Übliche Kostenstellen in ambulanten Diensten

Kostenstellengruppe	einzelne Kostenstelle
Verwaltung	
Ver- und Entsorgung	
Gesundheitsförderung	
Hauswirtschaft	Hauswirtschaftsleitung
	Hauswirtschaft
	Essen auf Rädern
	Haustechnik
Fahrzeuge	
Gebäude	Gebäude
	Außenanlagen
Pflege und Betreuung	Pflegedienstleitung
	Pflegekräfte
	Mentoren
	Auszubildende
Betreuung	Betreuungskräfte

5

5.3.5 Erlöse

Erlöse sind alle Einnahmen des Unternehmens. Sie lassen sich in ambulanten Pflegediensten einteilen in:

- Erlöse aus Vergütungssätzen der Behandlungspflege
- Erlöse aus Vergütungssätzen der Pflege nach SGB XI
- Erlöse aus der Verhinderungspflege nach SGB XI
- Erlöse aus Betreuungsleistungen
- Erlöse aus hauswirtschaftlichen Leistungen
- Erlöse aus Zusatzleistungen

- Personalkostenzuschüsse
- Zinserträge (angesichts der derzeit niedrigen Zinsen für Guthaben eher zu vernachlässigen)
- Spenden

Der Hauptanteil der Erlöse liegt bei den Erlösen aus Leistungen der Behandlungspflege und der Pflege nach SGB XI. Die Vergütungssätze bestimmen sich aus den mit den Krankenkassen, Pflegekassen und Sozialhilfeträgern verhandelten Beträgen. Die Verhandlungen werden nicht trägerbezogen, sondern in der Regel für ein Bundesland geführt und auf alle Dienste einheitlich angewendet. Voraussetzung aber ist, dass Sie einem solchen Verband angehören. Ist dies nicht der Fall, müssen Sie alle Vergütungen bilateral mit den Kostenträgern verhandeln.

5.3.6 Abschreibungen

Abschreibungen verteilen den Anschaffungswert eines Gutes auf seine Nutzungsdauer. Wäre dies nicht möglich, könnten Kosten für Investitionen (z. B. für ein Dienstfahrzeug) nicht auf die voraussichtliche Lebensdauer dieser Investition verteilt werden. Durch die Abschreibung verteilt sich der Kaufpreis von beispielsweise 12 000 Euro auf fünf Jahre Nutzung, jährlich werden also Kosten in Höhe von 2400 Euro, umgerechnet monatlich 200 Euro, als Kosten gebucht.

Man unterscheidet **lineare Abschreibungen**, zum Beispiel für Büromöbel (Kaufpreis wird gleichmäßig auf die Nutzungsdauer verteilt) und **degressive Abschreibungen**, zum Beispiel bei Kraftfahrzeugen (Abschreibungsrate ist zu Beginn hoch und vermindert sich dann in der Nutzungsdauer – entsprechend des Wertverlustes).

5.3.7 Fremdleistungen

Als Fremdleistungen bezeichnet man von Dritten erbrachte Leistungen und Dienste, die sonst durch eigenes Personal erbracht werden müssten. Dieses »Outsourcing« von Aufgaben findet sich in ambulanten Diensten häufig bei

- der Reinigung von Dienstkleidung,
- der Reinigung der Diensträume,
- der Zubereitung des Essens für den mobilen Mittagstisch.

Darüber hinaus werden oft auch Verwaltungsleistungen (Buchhaltung, Gehaltsabrechnung) durch Dritte erbracht. Fremdleistungen ersetzen eigenes Personal, sind also auf das Personalbudget anzurechnen. Dies erfolgt in den meisten Unternehmen durch die Umrechnung der Kosten auf die Durchschnittspersonalkosten von eigenem Personal.

Wäschereikosten für Dienstkleidung 500 Euro monatlich: Durchschnittspersonalkosten in der Hauswirtschaft von 2800 Euro monatlich = 0,18 Stellen

5.3.8 Kennen Sie Kennzahlen?

Definition **Kennzahlen**

Kennzahlen sind Maßgrößen zur Beschreibung von Leistungen und Strukturen sowie zur Ermittlung der Zielerreichung. Kennzahlen machen Ergebnisse von Leistungen und Werte vergleichbar und ermöglichen so auch ein Benchmarking.

In der ambulanten Pflege gibt es eine Vielzahl von Kennzahlen, die im Controlling aufbereitet und ausgewertet werden und als Grundlage von strategischen und operativen Entscheidungen dienen (▶ Tab. 17).

Tab. 17: Wichtige Kennzahlen in ambulanten Diensten

Kennzahl	Beschreibung	Berechnung	Nutzen
Rentabilität der Touren	berechnet den Personaleinsatz und die Sachkosten je Tour im Verhältnis zu den in dieser Tour erzielten Erlöse	Kosten für Personal und Sachmittel einer Tour : Erlöse x 100	Personal- und Sachkosten sind durch Erlöse gedeckt
Verhältnis Pflegezeit zu Wegezeiten	berechnet die Zeitanteile, die für die Leistung am Klienten im Verhältnis zu den Wegezeiten entstehen	Anteil der klientenbezogenen Zeiten an der Gesamtzeit der Pflegetour in Prozent	Berechnung der Rentabilität von Pflegetouren und Zeitvergleich
Geglätteter Personalkostenanteil	Anteil der bereinigten Personalkosten an den Gesamtkosten des Dienstes	Personalkosten + Fremdleistungen – Einnahmen aus Personalverleih, gemessen an den Gesamtkosten	Vergleich mit anderen Diensten und langfristige Entwicklung
Umsatzrendite	berechnet die Rentabilität der Einrichtung	Betriebsergebnis : Umsatz x 100	Gewinn- bzw. Verlustrate wird vergleichbar

Kennzahl	Beschreibung	Berechnung	Nutzen
Pflegekennziffer	Bildet die Verteilung der Pflegegrade der Bewohner ab	berechnet die prozentualen Anteile der vorhandenen Pflegegrad	zeigt Entwicklungen auf und ermöglicht Vergleich für das Pflegegrad-Controlling
Overhead-Kosten-Anteil	Verhältnis der Overhead-Kosten an den Gesamtkosten	Overhead-Kosten : Gesamtkosten x 100	Berechnung der nicht klientenbezogenen Leistungen und Zeitvergleich
Verteilung der Leistungen	Verhältnis der Leistungen nach dem SGB V und dem SGB XI	Erlöse aus Leistungen nach dem SGB V: Erlöse aus allen Pflegeleistungen x 100	Analyse der Erlösstruktur und Zeitvergleich
Nutzungsgrad der Sachleistungen	berechnet den Anteil der erbrachten Sachleistungen an den zustehenden Sachleistungen nach dem SGB XI	Erbrachte Sachleistungen je Pflegerad für alle Klienten: Sachleistungsanspruch je Pflegegrad x 100	Feststellung von möglichen weiteren Leistungsangeboten und Zeitvergleich

5.3.9 »Controlling« hat mit Kontrolle nicht unbedingt etwas zu tun

Controlling kommt vom englischen Begriff »to control« und meint steuern und lenken. Controlling wird oft gleichgesetzt mit kontrollieren, aber das ist nicht zutreffend. Natürlich kann man nur lenken, wenn man auch kontrolliert, wo man gerade steht und weiß, wo man hin will. Doch die Betriebswirtschaftslehre definiert Controlling als ein umfassendes Führungsunterstützungskonzept zur verbesserten Erreichung von Zielen. Controlling dient:

- der Planungsunterstützung,
- dem systematischen Berichtswesen und
- dem umfassenden, zielgerichteten Informationssystem.

Fazit **Kein Dienst ohne Controlling**

Ein ambulanter Dienst kann mittelfristig nur existieren, wenn die wirtschaftlichen Ergebnisse befriedigend sind. Für die wirtschaftliche Steuerung ist neben der Geschäftsführung auch die Pflegedienstleitung verantwortlich.

Aufgaben im Controlling:

- Erstellung eines jährlichen Wirtschaftsplans mit allen geplanten Erlösen und Kosten
- monatliche Auswertung aller relevanten Daten
- Auswertung und Analyse der Kennzahlen
- Einleitung von geeigneten Maßnahmen bei negativen Abweichungen vom Wirtschaftsplan
- effektive Einsatz von Personal und Sachmitteln
- Überwachung von Zahlungseingängen

5.3.10 Wirtschaftsplanung

Fast jeder ambulante Dienst erstellt für jedes Geschäftsjahr einen Wirtschaftsplan. Doch solche Pläne können höchst unterschiedlich ausfallen. Es gibt sehr detaillierte und auch viele oberflächliche. Schauen wir uns zunächst einen guten Wirtschaftsplan an (▸ Abb. 49). Hier werden für das kommende Geschäftsjahr alle Erlöse und die Kosten, aufgeteilt nach Kostenstellen und -arten, geplant. Die Planung orientiert sich an der Ist-Situation und bezieht absehbare Entwicklungen mit ein. Es ist sinnvoll, die voraussichtlichen Kostensteigerungen, die absehbaren Tariferhöhungen und eventuell zu erwartende Vergütungserhöhungen in die Planung einzubeziehen.

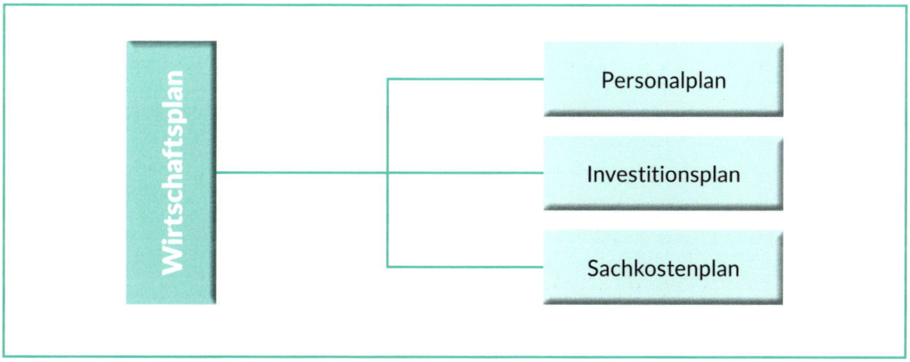

Abb. 49: Bestandteile eines Wirtschaftsplans.

Info
Der Wirtschaftsplan dient als Orientierungsgröße für das Handeln im kommenden Geschäftsjahr. Er ermöglicht damit einen laufenden Abgleich zwischen »Soll« und »Ist« im Geschäftsjahr. In die Wirtschaftsplanung sollten die Bereichsleitungen eines Dienstes einbezogen werden, um alle Kenntnisse und Aspekte mit einzubeziehen.

5.3.11 Die Erlösplanung

Bei der Planung der Erlöse wird auf der Grundlage der laufenden Ergebnisse versucht, alle Einnahmen im Folgejahr einzuschätzen und diese, wenn möglich, den Kostenstellen zuzuordnen. Eine besondere Herausforderung ist dabei die Planung der Erlöse aus erbrachten Leistungen nach dem SGB V und dem SGB XI.

Die Höhe dieser Erlöse ist abhängig von der Anzahl der jeweiligen Leistungen (diese bestimmen sich aus der Anzahl der versorgten Klienten und der Häufigkeit der Leistungserbringung im Einzelfall).

Daneben sind die Erlöse aus nichtpflegerischen Leistungen auf der Grundlage des derzeitigen »Ist« unter Berücksichtigung der zu erwartenden Veränderungen zu planen.

5.3.12 Die Kostenplanung

In der Phase der Kostenplanung werden, ebenfalls auf der Grundlage der Ist-Situation und der zu erwartenden Veränderungen, alle Kosten nach Kostenarten und -stellen geplant. Achtung: Eine veränderte Erlösplanung führt notwendigerweise auch zu einer Veränderung der Kostenplanung.

Planung der Personalkosten und Fremdleistungen

Personalkosten und Fremdleistungen machen im Durchschnitt ca. 80 Prozent der Gesamtkosten aus. Umso wichtiger ist hier eine gute Planung – und die erfolgt in mehreren Schritten:

1. Errechnung des Personalbedarfs auf der Grundlage der Erlösplanung (Wie viel Personal ist nötig, um die geplanten Erlöse zu erzielen?)
2. Prüfung der aktuellen Mitarbeiterliste
   – Wer ist im Planungsjahr noch da?
   – Zuordnung der Mitarbeiter zu den Kostenstellen

  - Personalanteile (VB-Werte[22]) feststellen
  - tatsächliche Personalkosten des Mitarbeiters
  - zusätzliches Personal mit welchen VB-Werten auf welcher Kostenstelle erforderlich?
  - bei Überbesetzung: Welche Verträge mit welchen VB-Werten laufen aus?
3. Festlegung der einzusetzenden Mitarbeiter mit VB-Wert und Kosten je Kostenstelle
4. Hinzurechnung der Personalnebenkosten als Prozentwert der Personalkosten
5. Errechnung der gesamten Personalkosten je Kostenstelle und insgesamt für die Einrichtung
6. Berücksichtigung von Tarifsteigerungen
7. Errechnung der gesamten Personalkosten je Kostenstelle und für die Einrichtung insgesamt

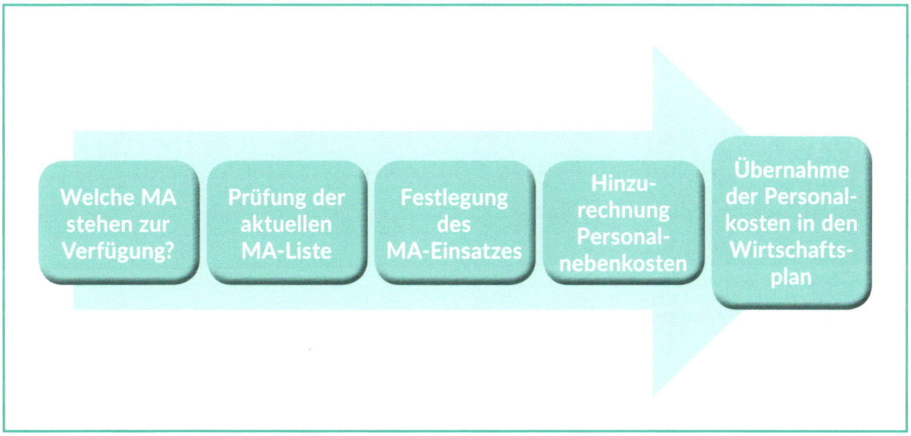

Abb. 50: Schritte der Personalkostenplanung im Rahmen der Wirtschaftsplanung.

Die Fremdleistungen werden aufgrund der Ist-Situation geplant. Dabei sind zu erwartende Veränderungen (z. B. Wechsel von Dienstleistern) und zu erwartende Preisveränderungen zu berücksichtigen.

Investitionsplanung

Im Rahmen der Wirtschaftsplanung wird auch überlegt, welche Anschaffungen (Neu- oder Ersatzbeschaffungen) im nächsten Geschäftsjahr anstehen (▸ Abb. 51). Außerdem sollten alle Wartungen von Geräten etc. geplant werden. Achten Sie darauf, auch einen »Puffer« für unvorhergesehene Investitionen vorzusehen.

[22] Der VB-Wert (Vollbeschäftigungsanteil) bezeichnet den arbeitsvertraglich vereinbarten Beschäftigungsumfang (z. B. 50 % oder 75 % der tariflichen wöchentlichen Arbeitszeit eines vollbeschäftigten Mitarbeiters.

Fragen Sie die Bereichsleitungen
Es hat sich bewährt, die Bereichsleitungen aufzufordern, sich zur Investitionsplanung Gedanken zu machen und den Bedarf für ihren Bereich zu melden.

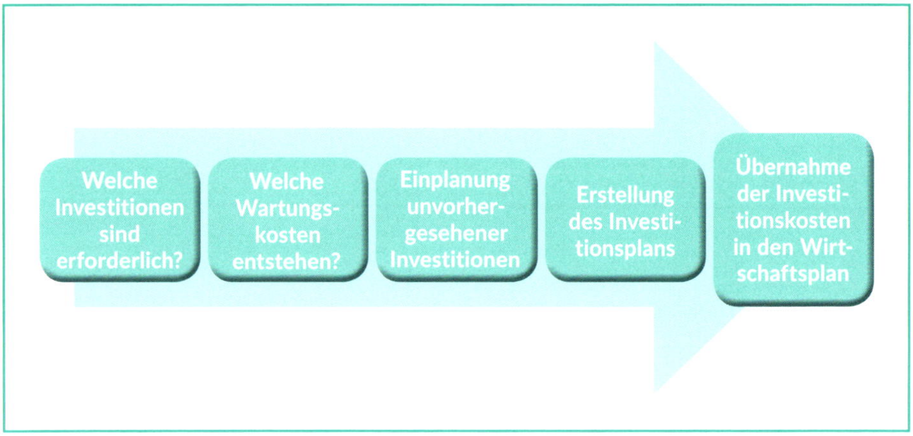

Abb. 51: Schritte der Investitionsplanung.

Planung der Sachkosten

Die Planung der Sachkosten (▶ Abb. 52) erfolgt nach Kostenstellen und -arten. Grundlage dafür sind die Ist-Kosten im Vorjahr und im laufenden Geschäftsjahr. Alle Kosten sind an zu erwartende Preisveränderungen anzupassen.

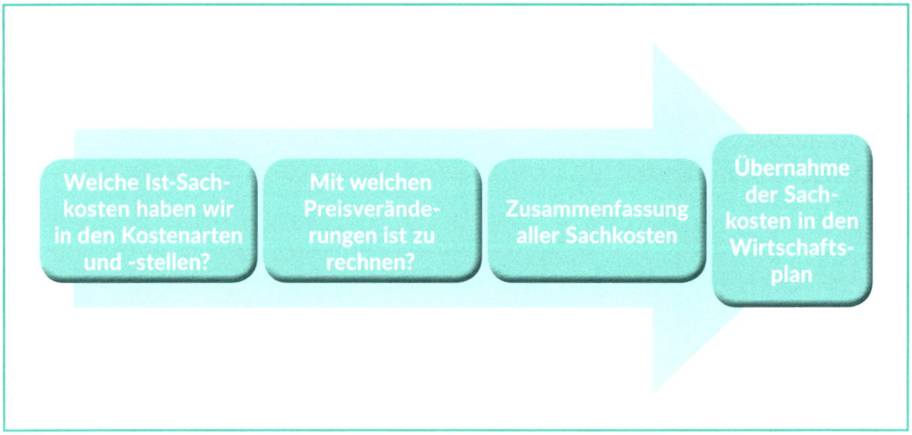
Welche Ist-Sachkosten haben wir in den Kostenarten und -stellen?
Mit welchen Preisveränderungen ist zu rechnen?
Zusammenfassung aller Sachkosten
Übernahme der Sachkosten in den Wirtschaftsplan

Abb. 52: Schritte der Sachkostenplanung.

Wichtig **Wirtschaftlichkeit geht alle an**

Es steht außer Frage, dass ein ambulanter Dienst ohne wirtschaftliches Handeln nicht lange bestehen wird. Doch das wirtschaftliche Knowhow sollte nicht nur bei Ihnen als Leitung liegen.

Alle Mitarbeiter brauchen grundlegende Informationen über die wirtschaftlichen Daten. Alle sollten die erforderlichen betriebswirtschaftlichen Kompetenzen haben, um diese Daten interpretieren und entsprechende Maßnahmen planen zu können.

5.4 Knowhow ist zum Teilen da

Jeder Mitarbeiter soll ein wenig betriebswirtschaftliches Knowhow haben. Sie als Leitungskraft haben eine betriebswirtschaftliche Verantwortung und Steuerungsmöglichkeit. Ihr Geschäftsführer, Ihr Träger hat ebenfalls eine Verantwortung – und die sollte er mit Ihnen teilen. Mit der folgenden Informationsstruktur kann das gut gelingen:

1. Information der Geschäftsführung
Die Geschäftsführung informiert die Führungskräfte des Dienstes in Besprechungen über die wichtigen wirtschaftlichen Daten.

2. Kommunikation zwischen Geschäftsführung und Bereichsleitungen
Die wirtschaftlichen Daten sind in monatlichen Gesprächen zwischen der Geschäftsführung und allen Bereichsleitungen in bereichsbezogenen Controlling-Gesprächen zu erörtern. Die dafür erforderlichen Daten werden von der Geschäftsführung rechtzeitig vor dem Gespräch zur Verfügung gestellt. Die besprochenen Maßnahmen werden protokolliert.

4. Kommunikation zwischen Bereichsleitungen und Team
Die Bereichsleitungen informieren ihr Team im Rahmen ihrer Team-Besprechungen über die relevanten Daten. Die Information ist im Besprechungsprotokoll zu vermerken. Der Geschäftsführung hat die Aufgabe, die Informationsweitergabe durch Einsicht in die Besprechungsprotokolle stichprobenweise zu prüfen.

5. Gesamtinformation der Geschäftsführung an die Mitarbeiter
Die Geschäftsführung informiert alle Mitarbeiter über die relevanten Daten im Rahmen der vorgesehenen Mitarbeiterversammlungen.

5.5 Wirtschaftlich steuern, aber richtig

Leider gibt es noch immer Leitungskräfte, die stundenlang über Kosteneinsparungen bei Pflegehilfsmitteln brüten. Dabei steht das in keinem Verhältnis zum Aufwand. Wenn Sie es als Führungskraft besser machen wollen, sollten Sie sich auf die Bereiche konzentrieren, die wesentlich für das wirtschaftliche Ergebnis sind.

Bedenken Sie, dass
- rund 80 Prozent der Kosten Personalkosten und Fremdleistungen sind;
- die verbleibenden 20 Prozent der Kosten zur Hälfte den Investitionskosten zuzuordnen sind, die kaum steuerbar sind;
- und nur ca. 10 Prozent der Kosten Sachkosten sind, die auch nur wenig beeinflussbar sind.

Ein Negativ-Beispiel der sprichwörtlichen Sparsamkeit: Eine Pflegedienstleitung berichtete mir stolz, dass sie eine Bezugsquelle für Einmalhandschuhe gefunden hätte, bei der die Handschuhe nur die Hälfte kosten würden. Allerdings erwies sich, dass die neuen Handschuhe viel schneller rissen und schon in der Verpackung schier unlösbar zusammenklebten...

Tipp

Machen Sie Schluss mit Klein-Klein. Glauben Sie nicht länger daran, dass »Kleinvieh auch Mist« macht! Suchen und nutzen Sie die großen Steuerungsmöglichkeiten. Hilfreich kann dabei auch eine (einmalige) Analyse der Kosten- und Erlösstruktur durch ein externes Beratungsunternehmen sein.

5.5.1 Personalkosten steuern

Die Personaleinsatzsteuerung ist das »A und O« wirtschaftlichen Handelns in ambulanten Diensten. Dreh- und Angelpunkt sind dabei die Dienst- und Tourenplanung (▶ Kap. 4.5). Jede Minute des Einsatzes von Personal, der nicht durch eine Refinanzierung durch die Vergütungen gedeckt ist, bringt finanziellen Verlust. Die Overhead-Personalkosten sollten in einem angemessenen Verhältnis zu den Gesamt-Personalkosten stehen. Das ist nur durch eine straffe Aufbauorganisation zu erreichen.

5.5.2 Sachkosten steuern

Auch wenn der Anteil der Sachkosten an den Gesamtkosten eines ambulanten Dienstes sehr gering ist – und damit auch die entsprechenden Steuerungsmöglichkeiten – lohnt es sich, die Entwicklung der Sachkosten kritisch zu betrachten. Aber tun Sie das mit Augenmaß. Es ist betriebswirtschaftlicher Unsinn, bei Einmal-Handschuhen 50 Cent je Verpackungseinheit zu sparen, wenn die vorgeblich preiswerten Handschuhe schon beim Öffnen der Packung durch Verkleben teilweise unbrauchbar geworden sind oder Mitarbeiter deswegen an allergischen Hautreaktionen erkranken.

5.5.3 Abrechnung mit Klienten und Kostenträgern

Ambulante Dienste rechnen die erbrachten Leistungen monatlich mit allen Kostenträgern (Kranken- und Pflegekassen, Sozialämter, Privatkunden, Selbstzahler) klientenbezogen ab. Für jede Leistungsart wird eine Rechnung auf der Grundlage der Leistungsnachweise erstellt. Die Leistungsnachweise werden den Rechnungen als Nachweis für die erbrachten Leistungen beigefügt. Parallel wird mit den meisten Kranken- und Pflegekassen die Abrechnung über einen elektronischen Datenaustausch vorgenommen.

Die Behandlungspflege wird mit der zuständigen Krankenkasse nach Ablauf des Monats der Leistungserbringung abgerechnet. Abgerechnet können nur Leistungen, die von der Krankenkasse genehmigt wurden.

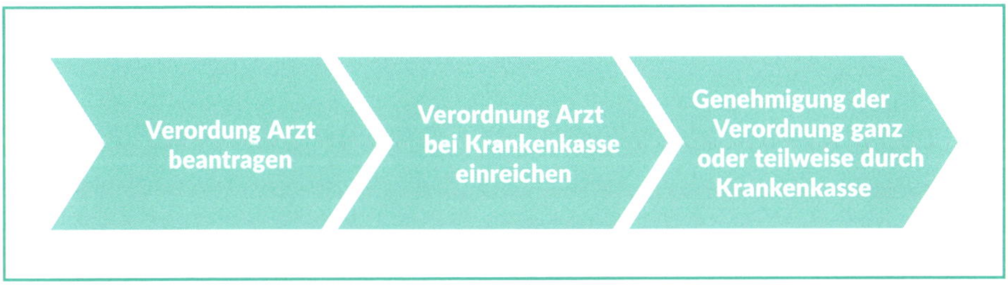
Verordung Arzt beantragen
Verordnung Arzt bei Krankenkasse einreichen
Genehmigung der Verordnung ganz oder teilweise durch Krankenkasse

Abb. 53: Verordnungsmanagement in ambulanten Diensten.

Bei Auslaufen des Genehmigungszeitraums ist darauf zu achten, rechtzeitig eine Folge-Verordnung zu beantragen und genehmigen zu lassen. Die Leistungen im Rahmen der Behandlungspflege nach dem SGB V sind in Leistungsgruppen eingeteilt (▸ Kap. 7). Je Hausbesuch kann, auch bei Erbringung mehrerer verschiedener Leistungen der Behandlungspflege, nur die höchste Leistungsgruppe abgerechnet werden.

Der Rechnung ist der abgezeichnete Leistungsnachweis unter Hinweis auf die Genehmigungsnummer der Krankenkasse beizufügen.

- Bei der Abrechnung der Leistungen der Pflegeversicherung nach dem SGB XI ist die Deckelung der Leistungen entsprechend dem Pflegegrad zu berücksichtigen.
- Werden Leistungen abgerechnet, die den Höchstbetrag der Pflegesachleistung nicht übersteigen, werden alle Leistungen nach dem SGB XI der Pflegekasse unter Beifügung des Leistungsnachweises in Rechnung gestellt.
- Übersteigen die Kosten der erbrachten Leistungen nach dem SGB XI die Höchstgrenze der zu gewährenden Sachleistungen, erhalten sowohl die Pflegekasse eine Rechnung (inklusive Leistungsnachweis) als auch der Klient über den Betrag, der die Höchstgrenze der Sachleistungen übersteigt.

Beispiel

Herr Maier ist in Pflegegrad 3 und erhält Sachleistungen bis zur Höhe von 1298 Euro monatlich. Erbracht wurden aber Leistungen in Höhe von 1470 Euro.

- Die Betreuungsleistungen außerhalb der Sachleistungen werden mit der Pflegekasse mit dem Nachweis der Leistungserbringung abgerechnet. Wird die Höchstgrenze überschritten, erhält der Klient eine Rechnung über den übersteigenden Betrag.
- Haben Klienten die Variante »Pflegegeld« gewählt und Leistungen nach dem SGB XI bei Ihnen in Anspruch genommen, erhalten diese die komplette Rechnung und zahlen diese von ihrem Pflegegeld. Der Pflegedienst rechnet nicht mit der Pflegekasse direkt ab.
- Beratungsbesuche nach § 37 Abs. 3 SGB XI rechnet der ambulanten Pflegedienst direkt mit der Pflegekasse ab. Der Rechnung ist das Protokoll des Beratungsbesuchs beizufügen.
- Leistungen außerhalb der rechtlichen Grundlagen des SGB V und des SGB XI werden dem Klienten direkt in voller Höhe in Rechnung gestellt. Der Rechnung ist ebenfalls ein abgezeichneter Leistungsnachweis beizufügen.

6 Perspektiven für die ambulante Pflege

6.1 Pflegebedürftigkeit in Deutschland

»Im Dezember 2015 waren in Deutschland 2,86 Millionen Menschen pflegebedürftig im Sinne des Pflegeversicherungsgesetzes (SGB XI). Wie das Statistische Bundesamt (Destatis) weiter mitteilt, hat die Zahl der Pflegebedürftigen im Vergleich zum Dezember 2013 um 234 000 (+ 8,9 %) zugenommen. 83 % der Pflegebedürftigen waren 65 Jahre und älter, mehr als ein Drittel (37 %) war mindestens 85 Jahre alt. Die Mehrheit der Pflegebedürftigen war weiblich (64 %).

Annähernd drei Viertel (73 % oder 2,08 Millionen) aller Pflegebedürftigen wurden zu Hause versorgt. Davon wurden 1,38 Millionen Pflegebedürftige in der Regel allein durch Angehörige gepflegt. Weitere 692 000 Pflegebedürftige lebten ebenfalls in Privathaushalten, sie wurden jedoch zusammen mit oder vollständig durch ambulante Pflegedienste versorgt. Gut ein Viertel (27 % oder 783 000 Pflegebedürftige) wurde in Pflegeheimen vollstationär betreut.

Im Vergleich mit Dezember 2013 ist die Zahl der in Heimen vollstationär versorgten Pflegebedürftigen um 2,5 % (+ 19000) gestiegen. Bei der Pflege zu Hause ist die Zunahme mit + 11,6 % (+ 215 000 Pflegebedürftige) deutlich höher, was auch auf die Reformen der Pflegeversicherung zurückzuführen ist.«[23]

---

[23] Vgl. https://www.destatis.de/DE/PresseService/Presse/Pressemitteilungen/2017/01/PD17_017_224.html;jsessionid=94B47508C3B438DCC823413EFFD00232.InternetLive1

Tab. 18: Bevölkerungsentwicklung*

Alter	1950	1995	2010	2040
	in 1000			
Insgesamt	69.346	81 817	83 433	72 413
unter 1	1054	766	661	503
1 bis 4	3642	3272	2675	2059
5 bis 14	11 361	9200	7630	5749
15 bis 19	5028	4390	4539	3339
20 bis 39	18 307	25 145	20 556	15 974
40 bis 59	19 832	21 834	26 573	20 243
60 bis 79	9427	13 915	16 990	19 185
80 bis 89	671	2909	3352	4608
über 89	25	385	458	754
	in %			
Insgesamt	100,0	100,0	100,0	100,0
unter 1	1,5	0,9	0,8	0,7
1 bis 4	5,3	4,0	3,2	2,8
5 bis 14	16,4	11,2	9,1	7,9
15 bis 19	7,3	5,4	5,4	4,6
20 bis 39	26,4	30,7	24,6	22,1
40 bis 59	28,6	26,7	31,9	28,0
60 bis 79	13,6	17,0	20,4	26,5
80 bis 89	1,0	3,6	4,0	6,4
über 89	0,0	0,5	0,5	1,0

* Vgl. Statistisches Bundesamt. Bevölkerungsstatistik, 8. koordinierte Bevölkerungsvorausberechnung (2. Variante)

Tab. 19: Entwicklung der Zahl von Demenzkranken (65 Jahre und älter) in Deutschland in den Jahren 2000 bis 2050 bei gleich bleibenden altersspezifischen Prävalenzraten*

Jahr	Demenzkranke
2000	935 000
2010	1 165 000
2020	1 415 000
2030	1 690 000
2040	1 920 000
2050	2 290 000

* Vgl. Bickel H (2012): Epidemiologie und Gesundheitsökonomie. In: Wallesch CW, Förstl H (Hrsg.): Demenzen. 2. Aufl. Thieme, Stuttgart, S. 18–35

Neben diesen quantitativen Aspekten der demografischen Entwicklung ergeben sich auch erhebliche qualitative Entwicklungen. So wird unter anderem wird die Zahl der Demenzkranken wohl deutlich steigen.

Ambulante Dienste müssen, um am Markt weiter erfolgreich zu sein, adäquate Antworten auf die Frage der Versorgung von Demenzkranken im häuslichen Bereich finden müssen.

6.2 Veränderungen in Familienstrukturen – Auswirkungen auf ambulante Pflege

Familiäre Strukturen werden sich weiter verändern:
- Zunahme der Menschen ohne Kinder
- Zunahme der alleinlebenden Menschen
- Zunehmende Berufstätigkeit von Frauen
- Verminderung der familiären Bindungen
- Zunehmende räumliche Mobilität der Menschen

Diese Entwicklungen werden zu einem steigenden Bedarf an professioneller Hilfe in der Pflege führen. Sollten sich die Rahmenbedingungen ambulanter Pflege hinsichtlich der Finanzierung und der Leistungsangebote ambulanter Dienste nicht grundsätzlich verändern, ist anzunehmen, dass sich vor allem die Zahl der stationär betreuten Pflegebedürftigen erhöhen wird, die Zahl der professionell ambulant versorgten Pflegebedürftigen aber nicht im gleichen Maße.

Tipp

Gestalten Sie die Zukunft mit. Ambulante Pflegedienste werden Antworten auf die demografische Entwicklung finden müssen, um den Verbleib Pflegebedürftiger im häuslichen Umfeld besser zu ermöglichen.

Inwieweit die neueren Entwicklungen hin zu Betreuten Wohngemeinschaften und Hausgemeinschaften auch zu einer grundsätzlichen Umorientierung der Angebote ambulanter Pflege führen werden, kann noch nicht abschließend beurteilt werden. Sicher ist, dass ambulante Dienste sich strategisch auf die Entwicklungen vorbereiten und entsprechend aufstellen müssen, um am Markt weiter erfolgreich bleiben zu können. Zwei Dinge werden allerdings auch in Zukunft das Bild der ambulanten Pflegedienste prägen: »An den standortbedingten Herausforderungen … hat sich nichts geändert: ambulante Pflegedienste in ländlichen Regionen kämpfen mit Personalsorgen während Pflegedienste in den Ballungsgebieten vorwiegend Probleme bei der Kundengewinnung haben.«[24]

6.3 »Ambulant vor stationär« – die Variationen werden größer

Das politische Bekenntnis zum Vorrang der ambulanten Versorgung von Pflegebedürftigen bestimmt vor allem die gesellschaftlichen Debatten, aber weniger die tatsächliche Realität in der Pflege. Hier stellt sich in erster Linie die Frage, ob eine häusliche Versorgung durch die Familie, auch mit Unterstützung durch ambulante Pflegedienste, überhaupt möglich ist. Außerdem: Wie lange können pflegende Angehörige die zusätzliche Belastung der Pflege und Betreuung neben eigener Berufstätigkeit und Familie aushalten? Wir haben eben schon skizziert, dass die Zahl der pflegenden Angehörigen zurückgehen wird. Ehrenamtliche Kräfte werden heute schon stark in Anspruch genommen. Ob das alles ausreichen wird? Ohne ambulante Pflegedienste wird es nicht gehen. Schon gar nicht ohne ambulante Pflegedienste, die neue Wege gehen. Widmen Sie sich also den neuen Themen wie z. B. den ambulant betreuten Wohngemeinschaften und den Alters-WGs.

Auswirkungen hat der Wunsch nach »ambulant vor stationär« schon heute in den Bemühungen um neue Wohnformen für pflegebedürftige Menschen – außerhalb

---

[24] http://www.pflegemarkt.com/de/fachartikel/konkurrenzanalyse-ambulanter-pflegedienste/

der traditionellen stationären Pflege. Dies ist eine Chance für die ambulante Pflege, neue Angebote und Hilfeleistungen, z. B. durch Präsenzkräfte in ambulanten Wohngemeinschaften, einen neuen Markt zu schaffen. »Der Gesetzgeber hat in den letzten Jahren viele Wege eröffnet, mit denen sich ein ambulanter Pflegedienst auch weiterhin lukrativ betreiben lässt. Lesen Sie selbst, was Sie z. B. neben klassischer ambulanter Pflege noch anbieten können:

- großflächige soziale Betreuung nach § 45b SGB XI
- ambulante betreute Wohngemeinschaften
- betreutes Wohnen
- Psychiatrische Hauskrankenpflege
- Palliativpflege
- Beatmungs-Wohngemeinschaften
- 1:1-Versorgung von heimbeatmeten Menschen«[25]

Diese Formen der ambulanten Versorgung haben mehrere Vorteile: Sie wirken attraktiv auf neue Kunden. Sie wirken interessant auf neue Mitarbeiter. Sie stärken die Position der ambulanten Pflege. Allerdings brauchen all diese Formen vor allem eines: ausreichendes und ausreichend qualifiziertes Personal.

6.4 Pflegestärkungsgesetz I

Das Pflegestärkungsgesetz I (PSG I) von 2015 eröffnete neue Möglichkeiten für ambulante Dienste. Auch Pflegebedürftige ohne eingeschränkte Alltagskompetenz haben seither Anspruch auf zusätzliche Betreuungs- und Entlastungsleistungen und können bis zu 40 Prozent des Betrages für Pflegesachleistungen für solche Hilfen einsetzen.

Betreuung ist nicht das »klassische« Betätigungsfeld von ambulanten Diensten, es eröffnet aber Chancen für weitere Leistungen an bisherigen Klienten und die Möglichkeit, neue Klienten zu gewinnen.

Betreuung kann sowohl in Form der Einzelbetreuung als auch in Betreuungsgruppen erfolgen. Dazu benötigen Sie speziell geschulte Mitarbeitende. Eine Möglichkeit ist die Weiterqualifizierung geeigneter Kräfte der Hauswirtschaft oder die Rekrutierung von Betreuungskräften auf dem Arbeitsmarkt. Im Rahmen Ihres Marketings sollten Sie auf diese Hilfen aufmerksam machen.

---

[25] Schlürmann B. (2015): Wachstumsmarkt Ambulante Pflege. Schlütersche, Hannover, S. 2

Voraussetzung für den Erfolg sind fachlich qualifizierte Konzepte und das Angebot individueller Hilfen, die die besondere Situation des Pflegebedürftigen und seiner pflegenden Angehörigen berücksichtigen.
Zur individuellen Ausgestaltung des Betreuungsangebots sollten Sie die Instrumente der Pflege- und Maßnahmenplanung genutzt werden. Finden Sie heraus, wie hoch der Bedarf an unterstützenden Hilfen (z. B. gemeinsamer Einkauf oder Arztbesuche) ist. Prüfen Sie die Bedürfnisse nach Teilhabe an der Gesellschaft (z. B. Kinobesuch, Besuch eines Cafés oder die Teilnahme an einer Seniorenveranstaltung) und erarbeiten Sie einen Maßnahmenplan.
Grundvoraussetzung für das Gelingen ist die umfassende Kenntnis über die Lebensumstände, Gewohnheiten und die Biografie des Klienten; tiefgehender, als dies für die eigentliche Pflege erforderlich ist.

Beispiel

Die Betreuungskraft eines ambulanten Dienstes betreut zwei hochbetagte, demente Frauen. Im Verlauf dieser Betreuung stellt sie fest, dass diese gern Karten legen und Gespräche bei Kaffee und Kuchen lieben. Also startet die Betreuungskraft den Versuch, die beiden Klientinnen zusammenzubringen – mit großem Erfolg. Beide sind sehr erfreut über die neue »Freundin« und sehnen die gemeinsamen Treffen geradezu herbei.

Letztlich ist es entscheidend, mit wie viel Motivation und auch Kreativität Betreuungskräfte tätig sind. Ermutigen Sie Ihre Mitarbeitenden, auch einmal neue und ungewöhnliche Wege in der Betreuung zu gehen!

6.5 Das Pflegestärkungsgesetz II

Mit dem Pflegestärkungsgesetz II (PSG II) entfalten seit 2017 der neue Pflegebedürftigkeitsbegriff und ein neues Begutachtungsverfahren ihre Kräfte. Die alte Unterscheidung zwischen Pflegebedürftigen mit körperlichen Einschränkungen und Demenzkranken entfiel. Im Zentrum steht nun der individuelle Unterstützungsbedarf jedes Einzelnen. Dadurch wird die Pflegeversicherung auf eine neue Grundlage gestellt.

Die Vorteile der Reform sieht das Bundesgesundheitsministerium in
- einer stärkeren Berücksichtigung der Bedürfnisse von Demenzkranken;
- höheren Leistungen, gemessen an alle Pflegebedürftigen;
- neuen Begutachtungskriterien, die die Gesamtsituation pflegebedürftiger Menschen besser erfassen;
- der Angleichung der Leistungen an die Preisentwicklung.

Ein Sachverständiger für ambulante Pflegedienste kommentierte im Juli 2015 das PSG II und seine Auswirkungen auf die ambulante Pflege folgendermaßen: »In fast allen Fällen kommt es ... zu einer Verbesserung der finanziellen Unterstützung
a) für die Kosten der Pflege,
b) der Unterstützung der Angehörigen und der Pflegenden
c) sowie der Betreuung,

so dass die Eigenanteile für die meisten Menschen reduziert werden können – oder in vielen Fällen die Versorgung verbessert werden kann.

Meines Erachtens reduzierte der Gesetzgeber hiermit den Anreiz, möglichst viele Sachleistungen in Geldleistungen umzuwandeln. Gleichzeitig erhöht sich hiermit der Druck für die ambulanten Dienste, ihre Strukturen, Prozesse und das Leistungsangebot an diese Herausforderungen anzupassen.«[26]

6.5.1 Das Begutachtungsinstrument (BI)

Die Einführung des ehemals »neuen Begutachtungsassessments (NBA)«, heute nunmehr »Begutachtungsinstruments (BI) genannt, klang nach einer grundlegenden Revolution der Beurteilung von Pflegebedürftigkeit. Es ist aber nichts anderes als ein verändertes System der Begutachtung. Wie bisher wird bewertet, in welchem Maß ein Pflegebedürftiger in der Lage ist, seinen Alltag selbst zu gestalten. Das Hauptaugenmerk liegt aber jetzt auf der Selbstständigkeit, wobei es nicht mehr nur um die körperliche, sondern auch um die geistige Verfassung des Pflegebedürftigen geht. Auf einer Skala von 0 bis 100 wird eine Einteilung in einen der fünf Pflegegrade vorgenommen.

Die Begutachtungskriterien sind in sechs Bereiche unterteilt, die Richtwerte enthalten, an denen sich die Begutachter bei der Bewertung des Pflegegrades orientieren können:
1. Hilfen bei Alltagsverrichtungen
2. psychosoziale Unterstützung
3. nächtlicher Hilfebedarf
4. Präsenz am Tag
5. Unterstützung beim Umgang mit krankheitsbedingten Anforderungen
6. Organisation der Hilfen

[26] Sießegger T (2015): Das PSG II im Vergleich mit den bisherigen Leistungsangeboten eines ambulanten Dienstes. Im Internet: http://www.haeusliche-pflege.net/Infopool/Haeusliche-Pflege-Blog/Das-PSG-II-im-Vergleich-mit-den-bisherigen-Leistungsangeboten-eines-ambulanten-Dienstes

Tab. 20: Pflegegrade und Unterstützungsleistungen*

Pflegegrad	Grundpflege in Minuten (SGB XI)	psychosoziale Unterstützung**	nächtliche Hilfen	Präsenz tagsüber***
1	27–60	gelegentlich	nein	nein
2	30–127	gelegentlich	0–1x	nein
2 mit EA	8–58	mehrfach bis häufig	nein	stundenweise
3	131–278	mehrfach	0–2x	stundenweise
3 mit EA	8–74	6x bis ständig	0–2x	überwiegend
4	184–300	mehrfach	2–3x	überwiegend
4 mit EA	128–250	häufig bis ständig	1–6x	rund um die Uhr
5 mit EA	245–279	ständig	3x	rund um die Uhr

* Wingenfeld K, Gansweid B (2013): Abschlussbericht »Analysen zur Ausgestaltung des neuen Pflegebedürftigkeitsbegriffs, S. 32. Im Internet: http://www.bmg.bund.de/fileadmin/dateien/Downloads/P/Pflegebeduerftigkeitsbegriff/Materialen/Abschlussbericht_PBB_IPW_MDKWL_2013.pdf

** gelegentlich = bis 1x tägl., mehrfach = 2–6x tägl., häufig = 7 – 12x tägl., ständig > 12x tägl.

*** stundenweise = < 6 Stunden, überwiegend = 6–12 Stunden

6.5.2 Auswirkungen auf die Praxis

Entbürokratisierte Pflegedokumentationen, die sich inhaltlich an das BI anpassen, haben zwischenzeitlich auch die ambulanten Pflegedienste erreicht. Das Projektbüro Ein-Step in Berlin (www.ein-step.de) hatte dazu die Grundlagen erstellt. Im Abschlussbericht heißt es: »Insgesamt kann jedoch festgestellt werden, dass die erprobte Grundstruktur eine sehr gute Grundlage zur Ausrichtung einer standardisierten Pflegedokumentation bietet und trotzdem vielfältige Varianten zulässt. Konzept und Verfahren bestätigen im Rahmen des Praxistests, dass die Pflegedokumentation in Art und Umfang zur heute weit verbreiteten Praxis erheblich reduziert werden kann, ohne fachliche Standards zu vernachlässigen oder dass die Sicherstellung der Kommunikation zwischen allen Beteiligten zur Situation der Pflegebedürftigen nicht mehr gewährleisten ist. Damit liegt ein Konzept für eine schlanke Pflegedokumentation vor, ohne dass damit zwingend verbunden ist, diese einheitlich und verbindlich für alle ambulanten Pflegedienste und stationären Pflegeeinrichtungen einzuführen.«[27]

[27] Beikirch E. et al. (2014): Projekt »Praktische Anwendung des Strukturmodells – Effizienzsteigerung der Pflegedokumentation in der ambulanten und stationären Langzeitpflege. Witten, S. 47

Positiv ist sicher die genauere Zuordnung des Maßes der Pflegebedürftigkeit zu den Pflegegraden. Auch das BI bringt klare Vorstellungen über und Einteilungen der Hilfebedarfe für die Mitarbeitenden in der Pflege.
Im ambulanten Bereich ergaben sich Veränderungen in der Pflegedokumentation, um den Nachweis der Notwendigkeit einer Einstufung oder Höherstufung in einen Pflegegrad erbringen zu können. Auch hier finden nun der psychosoziale Betreuungsbedarf und die erforderliche Präsenz bei Tag und in der Nacht intensiver als bisher Eingang in die Pflegeplanung und die Pflegedokumentation.

Eine gute und vollständige Pflegedokumentation ist für die Einstufung oder Höherstufung in einen Pflegegrad bedeutsam und dabei spielt auch der psychosoziale Betreuungsbedarf eine starke Rolle.

Fazit **Managementaufgabe bei der Pflegedokumentation**

- Kontrollieren Sie die Einträge auf Verständlichkeit, Aussagekraft und Darstellung eines Verlaufs.
- Beziehen Sie die Pflegedokumentation als wichtiges Kriterium Ihrer Pflegevisiten ein.
- Berücksichtigen Sie die Pflegedokumentation bei der Evaluation der Pflegeplanung.
- Schulen Sie die Mitarbeitenden zum Thema »Entbürokratisierte Pflegedokumentation«.
- Berücksichtigen Sie die Pflegedokumentation bei der Einarbeitung neuer Mitarbeiter.

Pflegedokumentation ist Managementaufgabe! Denn wenn es stimmt, dass die neue Pflegedokumentation »schlanker« und effizienter ist, dann spart Ihr Personal künftig Zeit. Damit sparen Sie Kosten. Die Voraussetzung ist allerdings, dass Sie Ihr Personal gründlich schulen – denn gerade die »schlanke Dokumentation« verlangt höchste Kompetenz.

6.6 Pflege ambulant – ambulant betreute Wohngemeinschaften & Co.

Der Trend ist eindeutig: Es bilden sich immer mehr und vielfältigere Formen von Betreutem Wohnen heraus. Dabei ist das »klassische« Betreute Wohnen mit barrierefreien Wohnungen, einem Hausnotrufsystem und einer stundenweise präsenten Betreuungskraft eher rückläufig.

Neue Wohnformen entstehen, beispielsweise Betreute Appartements, Mehrgenerationenhäuser oder ambulant betreute Wohngemeinschaften. Neue Wohnkonzepte werden entwickelt, entsprechend den Bedürfnissen, aber auch den finanziellen Möglichkeiten und Spielräumen der Interessenten.

Nehmen Sie aktiv an diesen Entwicklungen teil! Prüfen Sie Ihre Chancen, diese Wohnformen mit Ihren Leistungen zu unterstützen. Eine gute Möglichkeit sind etwa ambulant betreute Wohngemeinschaften. Die Bewohner haben dort bspw. die Möglichkeit, ihre Ansprüche auf pflegerische Leistungen und Betreuung in einem »Pool« zusammenzufassen und die notwendigen Hilfen aus diesem Pool zu finanzieren. Anstelle eines Klienten werden alle Bewohner der Wohngemeinschaft gemeinsam betreut. Auch hauswirtschaftliche Hilfen werden vermutlich vermehrt von solchen Wohngemeinschaften nachgefragt werden.

Nutzen Sie auch den Spielraum, Essen auf Rädern nicht mehr nur als Komplettmahlzeit anzubieten. Liefern Sie auf Wunsch einzelne Essenskomponenten, damit in der Wohngemeinschaft andere Komponenten selbst hergestellt werden können. Überlegen Sie doch mal, als besondere Betreuungsleistung das gemeinsame Kochen unter Hilfestellung einer dafür qualifizierten Betreuungskraft anzubieten.

Es gibt viele Möglichkeiten, die sich Ihrem ambulanten Pflegedienst bieten. Allerdings geht es dabei oft um den Aufbau völlig neuer Versorgungsstrukturen – und damit ist Knowhow gefragt. Knowhow, das vielleicht von Ihrem Träger kommt. Aber noch schöner wäre es, wenn Sie schon mal die Ideen liefern. Sehen Sie sich, gerade in einem größeren Unternehmen, immer auch als Triebkraft für Fortschritt und Reformen. Als ambulanter Pflegedienst sind Sie der Erste, den der Kunde sieht. Damit haben Sie eine unschlagbare Position, wenn es um schnelles Erfassen der Kundenbedürfnisse geht.

7 Management ambulant – Personal + Klienten + Zufriedenheit = Erfolg

7.1 Merkmale erfolgreicher ambulanter Pflegedienste

Was unterscheidet einen erfolgreichen von einem weniger erfolgreichen ambulanten Dienst? Selten ist es ein Kriterium, das den Unterschied ausmacht. Viel häufiger ist es ein ganzes Bündel (▸ Abb. 54).

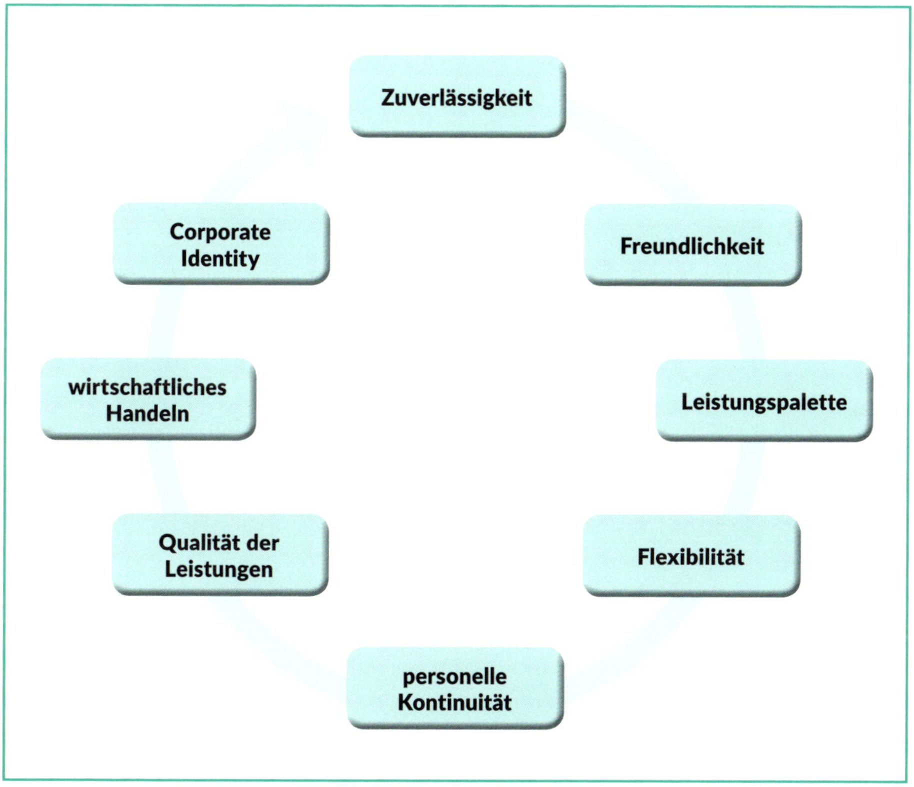

Abb. 54: Kriterien erfolgreicher ambulanter Dienste.

Für die Klienten ist die Zuverlässigkeit der Erbringung der Leistungen sowie die Einhaltung der zeitlichen Absprachen ein wesentlicher Aspekt der Zufriedenheit. Leitungs- und Pflegekräfte in erfolgreichen Diensten achten penibel darauf, vereinbarte Termine einzuhalten bzw. informieren bei allen zeitlichen Verzögerungen umgehend telefonisch.

Die Freundlichkeit der Pflege- und Leitungskräfte ist wesentliches Kriterium für die Zufriedenheit der Klienten. Dazu gehört auch die Achtung des persönlichen Lebensbereichs der Klienten und die Art und Weise, wie sich Mitarbeitende am Telefon melden und wie sie mit Klienten und Angehörigen kommunizieren. »Ein Lächeln kostet nichts, doch es kann Herzen öffnen«. In erfolgreichen ambulanten Diensten wissen alle, dass nur zufriedene Mitarbeitende in der Lage sind, diese positive Stimmung auch zu den Klienten weiterzutragen.

Je breiter die Leistungspalette des ambulanten Dienstes, umso mehr Kunden können gewonnen werden bzw. desto weniger Kunden wandern zu anderen Diensten ab. »Alles aus einer Hand« ist für Klienten und ihre Angehörigen eine wichtige Voraussetzung für die Entscheidung, einen bestimmten Anbieter in Anspruch zu nehmen. Erfolgreiche ambulante Dienste erweitern deshalb ihr Portfolio: Sie bieten niederschwellige Angebote, wie Essen auf Rädern oder hauswirtschaftliche Leistungen an. Das ist ein guter Einstieg in weitergehende Hilfen, wenn die Situation des Klienten sich verschlechtert.

Wünsche und Erwartungen von Pflegebedürftigen im häuslichen Bereich verändern sich. Je flexibler ambulante Dienste darauf reagieren können, umso größer sind ihr Ansehen und damit auch der Erfolg. Erfolgreiche ambulante Dienste ändern Tourenpläne, wenn sich die Wünsche ihrer Klienten ändern. Sie wissen, dass sich dieser Aufwand lohnt, denn gerade die Klienten, deren Wünsche und Erwartungen erfüllt werden, erweisen sich oft als treue und loyale Kunden.

Pflege ist eine intime Angelegenheit und erfordert eine enge, vertrauliche Beziehung zwischen dem Pflegebedürftigen und der Pflegenden. Erfolgreiche ambulante Pflegedienste achten darauf, dass jeder Klient nur eine begrenzte Anzahl an Mitarbeitern kennenlernt. Die Kontinuität der Pflege und Betreuung ist der wesentliche Aspekt der Kundenzufriedenheit und somit ein Erfolgskriterium.

Weiteres wichtiges Erfolgskriterium ist die Qualität der Leistungen des Pflegedienstes. Dabei geht es nicht nur um die Qualität der pflegerischen Leistungen, sondern besonders um die Dienste und Leistungen in der Hauswirtschaft und bei der Essenslieferung. Nur qualifizierte Mitarbeitende können diesem Anspruch entsprechen. Deshalb achten erfolgreiche ambulante Dienste darauf, dass neue Mitarbeiter sachgerecht eingearbeitet, alle Mitarbeiter kontinuierlich fortgebildet werden und dass diese Qualität kontrolliert wird.

Erfolgreiche ambulante Dienste beachten die Wirtschaftlichkeit der Organisation und der Leistungserbringung.

Erfolgreiche ambulante Dienste achten auf die »Corporate Identity«. Sie wissen, dass sich der Aufwand für ansprechende Dienstkleidung, ein einheitliches Logo und präsentable Dienstfahrzeugen lohnt. Es geht nicht nur um Werbung, es geht auch Vertrauen, Sauberkeit und Professionalität.

Wichtig **Erfolg ist Teamarbeit**

Erfolgsversprechend sind viele kleine Details in der Organisation, der Führung und der Leistungserbringung. Vom gemeinsamen Ziel bis hin zur Umsetzung, von der Stimmung »drinnen« und der Mundpropaganda »draußen« - ein erfolgreicher ambulanter Dienst ist immer eine Teamleistung.

7.2 Passende Leistungen sind immer individuell

Erfolgreiche ambulante Dienste verfügen über ein umfassendes, individuell gestaltetes Leistungsangebot für ihre Klienten (▶ Abb. 55).

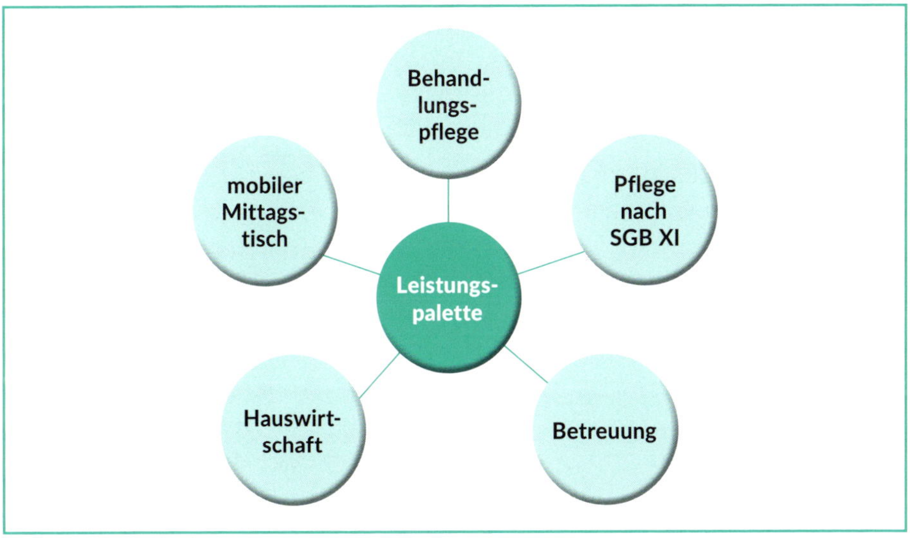

Abb. 55: Leistungspalette ambulanter Dienste.

7.2.1 Behandlungspflege nach dem SGB V

Für jede Leistung der Krankenversicherung muss eine Verordnung eines Arztes vorliegen. Die Pflegedienstleitung überwacht das Vorliegen einer Verordnung und sorgt dafür, dass ggf. eine Folgeverordnung vom Arzt angefordert wird. Eine vertrauensvolle Zusammenarbeit mit den behandelnden Ärzten erleichtert diese Arbeit ganz ungemein. Und eine gute Verwaltung hilft ebenfalls, denn die ärztlichen Verordnungen müssen innerhalb von drei Tagen an die zuständige Krankenkasse gesandt werden. Dort wird die Verordnung geprüft und im Regelfall die Kostenübernahme genehmigt.

Wichtig

Nur verordnete und genehmigte Leistungen der Krankenversicherung können abgerechnet werden.

Die Leistungen der Behandlungspflege werden in sogenannte »Leistungsgruppen« (▶ Tab. 21) eingeteilt. Je höher die Leistungsgruppe, umso höher der Betrag, der mit der Krankenversicherung abgerechnet werden kann.

Tab. 21: Die Leistungsgruppen der Behandlungspflege

Leistungsgruppe I	Leistungsgruppe II	Leistungsgruppe III	Leistungsgruppe IV
• Blutdruckmessung • Blutzuckermessung • s.c.-Injektionen • Auflegen von Kälteträgern • Medikamentengabe • An- und Ausziehen von Kompressionsstrümpfen	• Anlegen eines Kompressionsverbandes • Blasenspülung • Instillation • Dekubitusbehandlung Grad 2 • Inhalation • i.m.-Injektionen • Versorgung eines suprapubischen Katheters • Versorgung bei PEG • Stomabehandlung • Richten von Medikamenten • medizinisches Teilbad	• Versorgen von Drainagen • Absaugen • Dekubitusbehandlung Grad 3 und 4 • Einlauf, Klysma, Klistier • i.v.-Infusionen • Katherisierung der Harnblase • Legen und Wechseln von Magensonden • Wechsel und Pflege der Trachealkanüle • Pflege des zentralen Venenkatheters • Anlegen und Wechseln von Wundverbänden • medizinisches Vollbad	• Flüssigkeitsbilanzierung • Bedienung und Überwachung des Beamtmungsgeräts • spezielle Krankenbeobachtung

Für jeden Hausbesuch wird nur eine, nämlich die höchste, Leistungsgruppe abgerechnet, gleichgültig, wie viele Einzelleistungen tatsächlich erbracht wurden.

7.2.2 Die pflegerischen Leistungen nach dem SGB XI

Pflegerische Leistungen sind alle Tätigkeiten der Pflege, die nicht der Krankenversicherung, sondern der Grundpflege zugeordnet werden. Sie sind im Leistungskatalog der Pflegeversicherung enthalten, z. B.:

- große Toilette
- kleine Toilette
- Mobilisation
- Hilfe beim Ausscheiden
- Hilfe bei der Nahrungsaufnahme

Pflegeversicherungsleistungen können als Geldleistung, als Sachleistung oder als Kombi-Leistung bezogen werden (▶ Abb. 56).

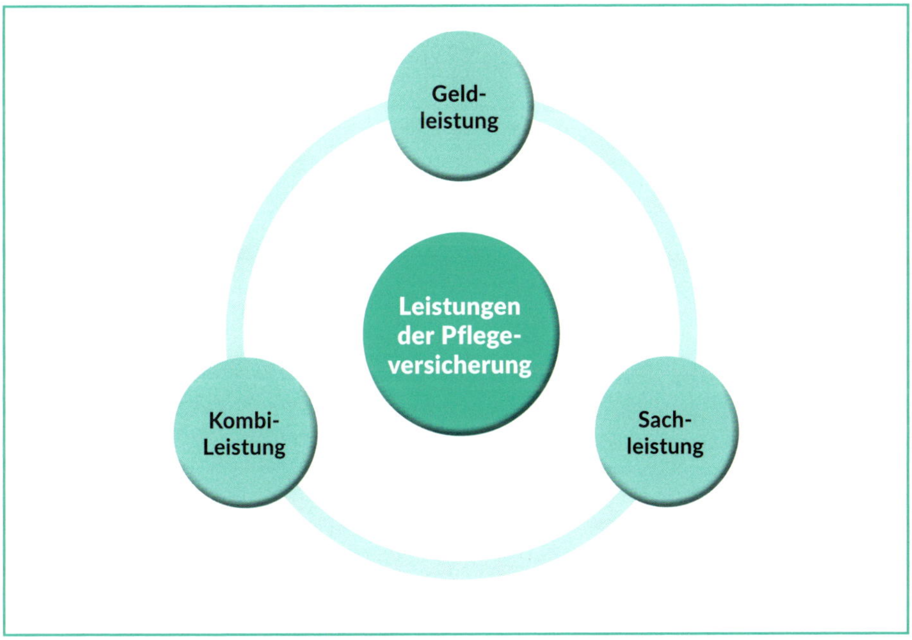

Abb. 56: Leistungsarten der Pflegeversicherung nach dem SGB XI.

Pflegesachleistungen stellen sicher, dass die Leistungen des ambulanten Pflegedienstes finanziert werden können. Im Falle der Geldleistung muss ein ambulanter Dienst je nach Pflegegrad zwei- bis viermal jährlich prüfen, ob die Pflege sachgerecht erbracht wird. Das sind die sog. Beratungsbesuche nach § 37 Abs.3 SGB XI.

Kombi-Leistungen sind sinnvoll, wenn die Sachleistung die Höhe der Pflegeversicherungsleistung nicht erreicht. Dann wird der verbleibende Teil als Geldleistung an den Pflegebedürftigen ausgezahlt.

Tab. 22: Leistungen pro Pflegegrad (in Euro)

Pflegegrad	Geldleistung, ambulant	Sachleistung, ambulant
1		
2	316	689
3	545	1298
4	728	1612
5	901	1995

Info

Leistungen nur für Pflegebedürftige. Diese Leistungen können nicht alle Menschen in Anspruch nehmen. Wer keine Einstufung in einen Pflegegrad oder als Nichtversicherter keinen Anspruch an die Pflegekasse hat, muss diese Leistungen selbst finanzieren oder die Finanzierung durch den Sozialhilfeträger sicherstellen.

7.2.3 Betreuungs und - Entlastungsleistungen

Seit dem »1. Januar 2017 erhalten Pflegebedürftige aller Pflegegrade (1 bis 5), die ambulant gepflegt werden, einen einheitlichen Entlastungsbetrag in Höhe von bis zu 125 Euro monatlich. Dieser ersetzt die bisherigen zusätzlichen Betreuungs- und Entlastungsleistungen nach § 45b XI. Der Entlastungsbetrag ist keine pauschale Geldleistung, sondern zweckgebunden. Er kann zur (Ko-)Finanzierung einer teilstationären Tages- oder Nachtpflege, einer vorübergehenden vollstationären Kurzzeitpflege oder von Leistungen ambulanter Pflegedienste (in den Pflegegraden 2 bis 5 jedoch nicht von Leistungen im Bereich der Selbstversorgung) verwendet werden. Außerdem kann er für Leistungen durch nach Landesrecht anerkannte Angebote zur Unterstützung im Alltag eingesetzt werden.

Der Entlastungsbetrag wird zusätzlich zu den sonstigen Leistungen der Pflegeversicherung bei häuslicher Pflege gewährt, er wird mit den anderen Leistungsansprüchen also nicht verrechnet. Nicht (vollständig) ausgeschöpfte Beträge können innerhalb des jeweiligen Kalenderjahres in die Folgemonate bzw. am Ende des Kalenderjahres noch nicht verbrauchte Beträge können in das darauffolgende Kalenderhalbjahr übertragen werden.«[28]

Neben den Betreuungsleistungen kann der Zuschuss auch für sogenannte Entlastungsleistungen verwendet werden (▶ Abb. 57)

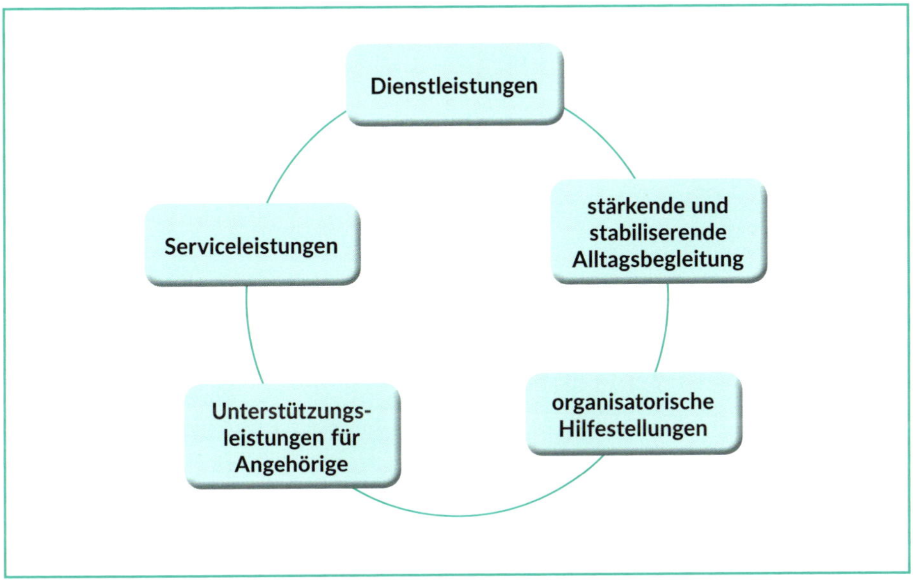
Dienstleistungen
stärkende und stabiliserende Alltagsbegleitung
organisatorische Hilfestellungen
Unterstützungs-leistungen für Angehörige
Serviceleistungen

Abb. 57: Spektrum der möglichen Entlastungsleistungen nach dem Pflegestärkungsgesetz I.

Entlastungsleistungen sind bspw. Serviceleistungen im Haushalt oder der unmittelbaren häuslichen Umgebung, Fahr- und Begleitdienste, Einkaufs- und Botengänge, Beratung und praktische Hilfe bei Anträgen und Korrespondenzen oder die organisatorische Unterstützung bei der Bewältigung nur vorübergehend auftretender Alltagsanforderungen, etwa beim Umzug in eine altersgerechte Wohnung.

In Anspruch genommen können auch haushaltsnahe Dienstleistungen wie Reinigungsarbeiten, Wäschepflege, Blumenpflege oder Einkäufe. Auch Fahrdienste zu Terminen und Botengänge werden von dieser Leistung erfasst. Voraussetzung ist allerdings, dass die Leistung von einem zugelassenen Anbieter, also in der Regel von einem ambulanten Dienst erbracht wird.

[28] https://www.pflegestaerkungsgesetz.de/finanzielle-leistungen/zusaetzliche-betreuungs-und-entlastungsleistungen-entlastungsbetrag/

Individuelle Betreuung

Die Leistungen der Betreuung und Entlastung können individuell, also direkt für einen bestimmten Pflegebedürftigen erbracht werden. Die Leistung wird dann in der Regel durch Pflegefachkräfte, hauswirtschaftliche Kräfte oder eigens dafür vorgesehene Betreuungskräfte erbracht.

Betreuungsgruppen

Der Zuschuss kann auch ganz oder teilweise für Betreuungsgruppen verwendet werden. In diesen Betreuungsgruppen, die an bestimmten Tagen oder zu bestimmten Zeiten angeboten werden, können Pflegebedürftige unter Anleitung besonders geschulter Kräfte wieder Gemeinschaft erleben und neue Eindrücke abseits der häuslichen Umgebung gewinnen. Die Betreuungsgruppen werden üblicherweise in geeigneten Räumlichkeiten der ambulanten Dienste durchgeführt, meist mit Unterstützung ehrenamtlicher Mitarbeiterinnen und Mitarbeiter. Das Angebot regelmäßiger Betreuungsgruppen ist auch aus Akquisegründen sinnvoll: Solche Gruppen ermöglichen einen ersten Kontakt zu Pflegebedürftigen und können der Einstieg in weitere Leistungen sein.

7.2.4 Verhinderungspflege

»Macht die private Pflegeperson Urlaub oder ist sie durch Krankheit vorübergehend an der Pflege gehindert, übernimmt die Pflegeversicherung die nachgewiesenen Kosten einer Ersatzpflege für längstens sechs Wochen je Kalenderjahr, die sogenannte Verhinderungspflege, wenn die pflegebedürftige Person mindestens in Pflegegrad 2 eingestuft ist.

Ein Anspruch auf Verhinderungspflege besteht jedoch erst, nachdem die Pflegeperson den pflegebedürftigen Menschen mindestens sechs Monate in ihrer häuslichen Umgebung gepflegt hat.

Wird die Verhinderungspflege von einer erwerbsmäßig tätigen Person oder einem ambulanten Pflegedienst übernommen, beläuft sich die Leistung auf bis zu 1612 Euro je Kalenderjahr. Bei Ersatzpflege durch entferntere Verwandte, die nicht mit der oder dem Pflegebedürftigen bis zum zweiten Grad verwandt oder verschwägert sind, oder durch Nachbarinnen und Nachbarn können ebenfalls bis zu 1612 Euro in Anspruch genommen werden. Bei Ersatzpflege durch nahe Angehörige bis zum zweiten Grad oder durch mit der oder dem Pflegebedürftigen in häuslicher Gemeinschaft lebende Personen richtet sich die Leistung nach der Höhe des Pflegegeldes. Die Aufwendungen der Pflegekasse dürfen den 1,5-fachen Betrag des Pflegegeldes des festgestellten Pflegegrades nicht überschreiten. Wenn in diesem Fall notwendige Aufwendungen der Pflegeperson (zum Beispiel Fahrtkosten oder Verdienstausfall) nachgewiesen werden können, kann die Leistung auf bis zu insgesamt 1612 Euro aufgestockt werden. Der Höchstbetrag darf allerdings 1612 Euro nicht überschreiten.

Ergänzend zum Leistungsbetrag für die Verhinderungspflege können bis zu 50 Prozent des Kurzzeitpflegebetrags (das sind bis zu 806 Euro im Kalenderjahr) für die Verhinderungspflege genutzt werden. Der für die Verhinderungspflege in Anspruch genommene Erhöhungsbetrag wird auf den Leistungsbetrag für eine Kurzzeitpflege angerechnet. Damit stehen bis zu 2418 Euro im Kalenderjahr für die Verhinderungspflege zur Verfügung. Dies kommt insbesondere den Anspruchsberechtigten zugute, die eine längere Ersatzpflege benötigen und für die es keine Betreuung in einer geeigneten vollstationären Kurzzeitpflegeeinrichtung gibt und somit der Anspruch bisher nicht genutzt werden konnte.«[29]

7.2.5 Pflegeberatungsbesuche nach § 37 Abs. 3 SGB XI

Wenn Pflegebedürftige die Geldleistung in Anspruch nehmen, wird die Leistung nur gewährt, wenn ein anerkannter ambulanter Dienst zweimal jährlich bestätigt, dass eine sachgerechte Pflege durchgeführt wird. Eine solche Überprüfung erfolgt durch einen Beratungsbesuch nach § 37 Abs. 3 SGB XI: Der ambulante Dienst schildert in der Dokumentation, ob die sachgerechte Pflege sichergestellt ist oder nicht. »Die Beratungseinsätze müssen Pflegebedürftige

- in den Pflegegraden 2 und 3 einmal halbjährlich und
- in den Pflegegraden 4 und 5 einmal vierteljährlich

abrufen.

Pflegebedürftige, die dem Pflegegrad 1 zugeordnet sind, können einmal halbjährlich einen Beratungseinsatz in Anspruch nehmen. Auch Pflegebedürftige, die die Pflegesachleistung beziehen, können halbjährlich einmal einen Beratungseinsatz abrufen.«[30]

Für die Durchführung dieser Beratungsbesuche kann der ambulante Dienst bei der Pflegekasse einen Betrag von 23 Euro je Beratungsbesuch in Pflegegrad 2 und 3 bzw. 33 Euro bei Pflegegrad 4 und 5 abrechnen. Der Pflegebedürftige kann den Dienst, der diesen Beratungsbesuch durchführt, frei wählen.

---

[29] https://www.pflegestaerkungsgesetz.de/pflege-wissen-von-a-bis-z/pflege-details/erklaerung/verhinderungspflege-urlaubsvertretung/

[30] https://sozialversicherung-kompetent.de/pflegeversicherung/leistungsrecht-ab-2017/668-pflegegeld-beratungseinsatz.html

Für notwendige Maßnahmen, die den Verbleib des Pflegebedürftigen in seinem häuslichen Umfeld erleichtern, zahlt die Pflegekasse seit 2015 bis zu 4000 Euro je Maßnahme. Die Maßnahmen können ganz unterschiedlich sein, zum Beispiel:

- Einbau eines Treppenlifts
- Verbreiterung von Türen
- Anbau einer Rampe zur Überwindung von Höhenunterschieden
- Einbau einer bodengleichen Dusche
- Anbringen von Haltegriffen

Im Rahmen von Beratungsgesprächen sollten Ihre Mitarbeiter auf diese Möglichkeiten hinweisen und ggf. auch Kontakte vermitteln. Die Pflegebedürftigen haben Anspruch auf eine solche Beratung (§ 7a SGB XI). Wenn Sie Ihre Mitarbeiter hier gut schulen, glänzen sie durch Kompetenz im Gespräch und festigen die Kundenbeziehung. Allerdings sind nicht nur die o. g. Hilfen Thema der Beratung. Viele Angehörigen wollen wissen, welche Ansprüche sie geltend machen können, wie die Pflege genau aussehen soll, wer ihre Ansprechpartner sind etc. [31]

7.2.6 Hauswirtschaftliche Leistungen

Hauswirtschaftliche Leistungen wie Waschen, Bügeln und Putzen erweitern das pflegerische Angebot eines ambulanten Dienstes. Diese Leistungen können stundenweise abgerufen werden. Sie umfassen je nach Wunsch und Bedarf des Pflegebedürftigen alle Tätigkeiten, die zur Haushaltsführung gehören, also auch Einkäufe und Besorgungen.

Tipp

Qualität bieten – und bezahlen lassen. Ambulante Dienste können hauswirtschaftliche Leistungen selten günstig und damit konkurrenzfähig zu anderen Anbietern bieten. Aber ambulante Dienste können die besondere Qualität ihrer hauswirtschaftlichen Leistungen deutlich herausstellen: Nur sie verfügen über gut ausgebildete, freundliche Mitarbeitende – kompetent in der Haushaltsführung und besonders geschult im Umgang mit pflegebedürftigen Menschen.

[31] Schneekloth U (2013): Pflegeberatung – eine Regelleistung zur Stärkung der häuslichen Pflege. In: ersatzkasse report. Vdek. Im Internet: http://www.vdek.com/content/dam/vdeksite/LVen/HES/Presse/ersatzkassereport/03_2013_03%20VDEK%20report%20HES%20RZ.pdf

Die Leistungen können im Rahmen der Sachleistungen bzw. der Kombi-Leistungen nach dem SGB XI mit den Pflegekassen abgerechnet werden, wenn eine Pflegeeinstufung vorliegt.

7.2.7 Mobiler Mittagstisch

Ein mobiler Mittagstisch rundet die Angebotspalette eines ambulanten Dienstes getreu dem Motto »Alles aus einer Hand« ab. Neben der Qualität des Essens und der pünktlichen Lieferung ist auch hier das freundliche Personal das A und O des Erfolges. Auch die Essenskosten können bei eingestuften Pflegebedürftigen mit der Pflegekasse als Leistung nach dem SGB XI abgerechnet werden. Lediglich die Transportkosten muss der Klient selbst tragen.

7.3 Nutzen Sie die Kraft der Kooperationen

Erfolgreiche ambulante Dienste besitzen enge und verbindliche Kooperationen, um »Alles aus einer Hand« anbieten zu können (▸ Abb. 58).

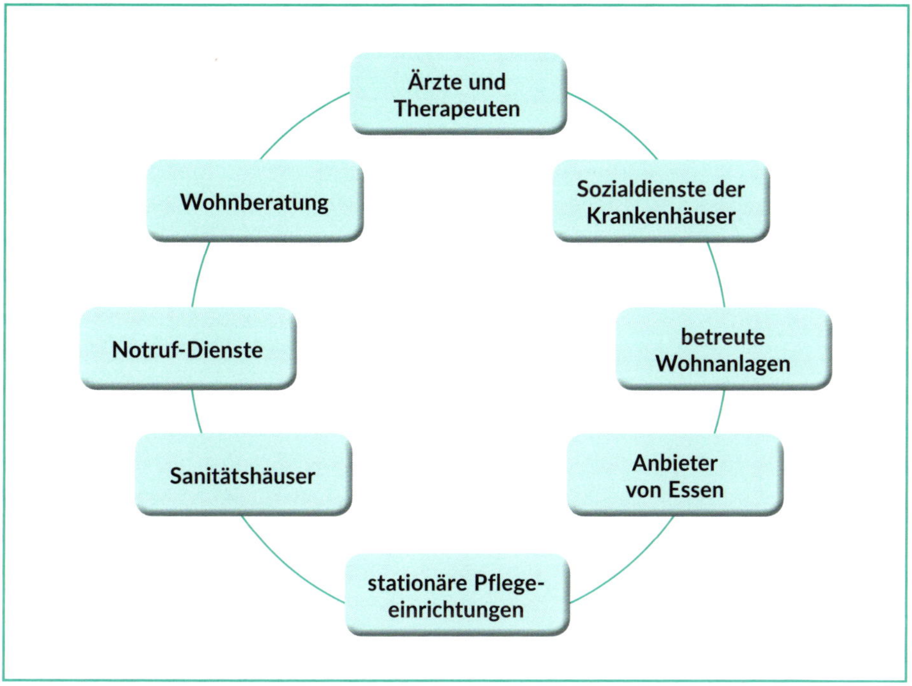

Abb. 58: Wichtige Kooperationspartner für ambulante Pflegedienste.

Niedergelassene Ärzte sind in den meisten Fällen die »Zuweiser« von Klienten für einen ambulanten Dienst. Ärzte sprechen oft Empfehlungen aus, wenn sich die Notwendigkeit professioneller Hilfe für den Pflegebedürftigen und seine Angehörigen ergibt. Ambulante Dienste tun also gut daran, sich in der Zusammenarbeit mit Ärzten kooperativ zu verhalten und auf eine hohe, auch medizinisch-fachliche Kompetenz zu achten. Empfehlenswert sind auch gemeinsame Besprechungen, um etwa Standards der Zusammenarbeit festzulegen.

Tipp

Freundlichkeit hilft weiter. Medizinische Fachangestellte und Arzthelferinnen können Türen öffnen - oder verschließen. Freundlichkeit und kompetentes Verhalten zahlt sich hier aus!

Pflegebedürftige benötigen sehr häufig Therapeuten oder sind oft schon lange vor der Unterstützung durch einen ambulanten Pflegedienst dort Klienten. Eine vertrauensvolle Zusammenarbeit mit Therapeuten bringt beiden Kooperationspartnern Vorteile (▶ Abb. 59).

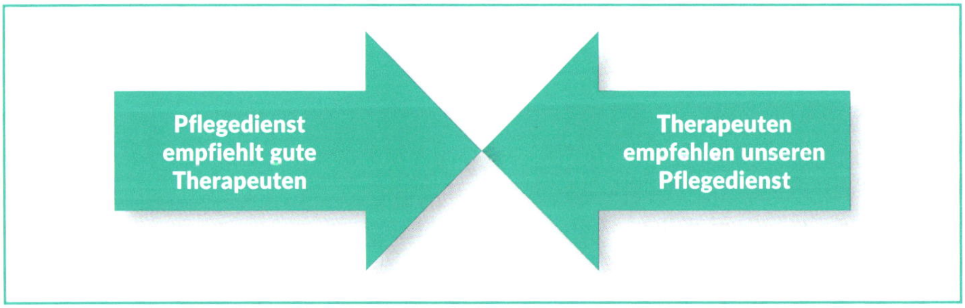

Abb. 59: Win-win-Situation in der Kooperation von ambulantem Dienst und Therapeuten.

Die Sozialdienste der Krankenhäuser müssen angesichts der durch die DRG immer schnelleren »Entlasspraxis« der Krankenhäuser die schwierige Aufgabe lösen, innerhalb kürzester Zeit die weitere Pflege und Betreuung für den Pflegebedürftigen und seine Angehörigen zu organisieren. Sozialdienste der Krankenhäuser sollten also Ihr Angebot und die Qualität Ihrer Arbeit kennen. Besuchen Sie die Mitarbeiter, informieren Sie über Ihren Dienst und geben Sie Flyer weiter. Seien Sie flexibel, wenn Anfragen von Sozialdiensten kommen. Je besser Sie ein Problem des Sozialdienstes im Einzelfall lösen, umso besser bleiben Sie in guter Erinnerung.

Betreute Wohnanlagen bringen ambulanten Pflegediensten potenzielle Klienten sozusagen an die Haustür: Leistungen können hier wegen der kurzen Wege besonders wirtschaftlich erbracht werden. Suchen Sie also aktiv die Zusammenarbeit mit Betreuten Wohnanlagen. Bieten Sie Informationsveranstaltungen zur ambulanten Pflege an. Vielleicht können Sie die Gemeinschaftsräume auch für Ihre Betreuungsgruppen nutzen?

Ideal ist es, wenn eine Mitarbeiterin Ihres ambulanten Dienstes eine solche Wohnanlage betreut und auch die Rufbereitschaft abdeckt. Selbstverständlich haben alle Bewohner des Betreuten Wohnens ein Wahlrecht bei einem ambulanten Pflegedienst, in der Praxis nehmen aber mehr als 80 Prozent der Bewohner die Dienste des betreuenden Pflegedienstes in Anspruch.

Der Betrieb einer eigenen Küche für einen Mobilen Mittagstisch ist nur bei sehr großen Essenszahlen sinnvoll. Eine Kooperation mit einem Anbieter von Essen auf Rädern ist hier meist die nutzbringendere Variante. Denken Sie dabei auch die Küchen von stationären Altenpflegeeinrichtungen, die manchmal noch über räumliche und ausstattungsmäßige Ressourcen und über die Erfahrungen einer altersgerechten Speiseversorgung verfügen. Vielleicht können diese zusätzliche Essen zubereiten und für eine Auslieferung durch Ihren ambulanten Dienst bereitstellen? Wirtschaftlich ist diese Zusammenarbeit für Sie dann, wenn der Verkaufspreis des Essens höher liegt als der Einkaufspreis, denn die reinen Transportkosten sind meist nicht kostendeckend.

Die Sorge vieler privater Pflegepersonen dreht sich um die Frage: »Was passiert, wenn ich selbst kurzfristig ausfalle oder eine Auszeit benötige?« Neben der Verhinderungspflege durch den ambulanten Dienst kann im Einzelfall auch eine stationäre Betreuung in Kurzzeitpflege erforderlich werden. Die Zusammenarbeit Ihres ambulanten Dienstes mit stationären Pflegeeinrichtungen ermöglicht eine kurzfristige Unterbringung Ihrer Klienten in Kurzzeit- oder auch in Dauerpflege. Wenn Ihre Klienten wissen, dass Sie als ambulanter Dienst gut mit einer (qualifizierten) stationären Pflegeeinrichtung zusammenarbeiten, vermittelt das Sicherheit und Vertrauen.

Häufig benötigen Pflegebedürftige Hilfsmittel und zum Verbrauch bestimmte Pflegehilfsmittel. Die Organisation dieser Hilfsmittel wird für Klienten und Angehörige wesentlich einfacher, wenn Ihr Pflegedienst mit einem gut ausgestatteten Sanitätshaus kooperiert. Oftmals bieten diese Unternehmen auch Ihnen Unterstützungsleistungen wie Fortbildungen, Unterstützung bei der adäquaten Wundversorgung oder der Ernährung bei Schluckbeschwerden an.

Sicherheit im häuslichen Bereich gewährleistet ein Notrufsystem, das über 24 Stunden täglich eine Notfallversorgung sowie eine Lebenszeichenkontrolle abdeckt.

Neben nahen Angehörigen werden in vielen Fällen auch die Bereitschaftsdienste der ambulanten Dienste als Notfall-Telefonnummer hinterlegt. Die Notrufzentrale informiert bei einem Notruf bzw. bei Fehlen eines Lebenszeichensignals dann Sie als ambulanten Pflegedienst, damit Sie sich vor Ort überzeugen können, ob ein Notfall vorliegt.

Notfallrufe werden von unterschiedlichen Anbietern und Organisationen gegen Entgelt zur Verfügung gestellt. Es empfiehlt sich, wenn Sie Ihren Klienten ein einheitliches Notrufsystem zu empfehlen. Große ambulante Dienste sollten auch darüber nachdenken, ein eigenes Notruf-Netz einzurichten und dieses mittels des ohnehin bestehenden Bereitschaftsdienstes zu betreiben. Entsprechende Geräte können von den Anbietern gekauft oder geleast werden und gegen eine monatliche Gebühr an die Klienten weitergegeben werden.

Die Rahmenbedingungen des Wohnumfeldes sind in vielen Fällen nicht optimal für das Leben und die Versorgung Pflegebedürftiger. Zur Verbesserung des Wohnumfeldes gewährt die Pflegekasse Zuschüsse. Die Umsetzung von wohnumfeldverbessernden Maßnahmen im Sinne des SGB XI erfordert in einigen Fällen eine sachkundige Beratung durch spezialisierte Architekten. Bieten Sie Ihren Klienten gegen eine angemessene Kostenerstattung eine unverbindliche Wohnberatung durch einen Architekten an, mit dem Sie eine Kooperationsvereinbarung abgeschlossen haben. Für Ihre Klienten ist das eine kostengünstige Beratung. Der Architekt hat die Chance, für die Realisierung der Maßnahmen vom Klienten beauftragt zu werden. Und Sie gelten als umfassender Anbieter von wichtigen Dienstleistungen.

Einzelne Stadt- und Landkreise bieten auch eine eigene Wohnberatung an bzw. bezuschussen die Beratung durch Fachleute, die von ihnen empfohlen werden. Bringen Sie sich hier ein, Ihr Knowhow ist unersetzlich!

7.4 Aktiv vernetzen

Die wichtigste Voraussetzung für Ihre erfolgreiche Arbeit ist eine gute Vernetzung im Gemeinwesen, in dem Sie Leistungen erbringen (möchten). Hier haben die Diakonie- und Sozialstationen in kirchlicher oder kommunaler Trägerschaft natürlich Standortvorteile. Aber auch für private Pflegedienste ist die Vernetzung im Gemeinwesen wichtig und notwendig. Kontakte sind der Schlüssel zum Erfolg und für Bekanntheit.

Tipp
Suchen Sie aktiv den Kontakt zu Multiplikatoren

- Vereinigungen von Selbstständigen (z. B. Bund der Selbstständigen)
- Serviceclubs wie Lions, Kiwanis o. Ä.
- Bürgermeistern und Gemeinderäten
- Kirchengemeinden
- Selbsthilfegruppen
- VdK
- Schlüsselpersonen in der Gemeinde

Stellen Sie dabei den Nutzen für die Multiplikatoren in den Vordergrund (Informationsveranstaltungen, Beratung und Beteiligung an Veranstaltungen im Gemeinwesen etc.). Seien Sie dabei, wenn in Ihrem Gemeinwesen wichtige Veranstaltungen stattfinden.

7.5 Wenn es gut werden soll – machen Sie ein Projekt daraus

Die Altenhilfe unterliegt wie alle Branchen ständigen Veränderungen. Mit unternehmensinternen Projekten können Sie diese Entwicklungen in Ihrem Dienst umsetzen. Wenn es etwa um die Einführung der neuen »entbürokratisierten Pflegedokumentation« geht, müssen Sie ein solches Projekt aber auch richtig initiieren, umsetzen, begleiten und abschließen.

Der Begriff »Projektmanagement« ist in aller Munde, wird beinahe schon inflationär verwendet und umfangreichere Aufgaben mutieren fast wie von selbst zum »Projekt«. Von einem Projekt spricht man aber richtigerweise nur, wenn eine strukturierte Vorgehensweise die Grundlage bildet und das Projekt bestimmte Kriterien erfüllt. Als Projektmanagement (PM) bezeichnet man das Initiieren, Planen, Steuern, Kontrollieren und Abschließen von Projekten. Projekte haben definierte Merkmale:

- Projekte betreten Neuland: Sie verwirklichen Lösungen, die es in der angestrebten Form noch nicht gibt.
- Projekte sind zeitlich begrenzt: Anfang und Ende sind terminlich definiert.
- Projekte sind mit begrenzten Ressourcen ausgestattet.
- Projekte verfolgen ein klares und positiv formuliertes Ziel.
- Projekte werden interdisziplinär und bereichsübergreifend bearbeitet.

- Projekte erfordern eine hinreichende Komplexität.
- Projekte erfordern eine eigene Organisation.

Eine erfolgreiche Projektleitung sollte drei Kompetenzen aufweisen:
1. Sie plant und organisiert strukturiert.
2. Sie führt Teams lösungsorientiert.
3. Sie verfügt über Analysevermögen.

Die Projektleitung hat folgende Aufgaben:
- Klärung der Ziele des Projekts
- Koordination des Projektablaufs
- Leitung der Projektsitzungen
- Überwachung der Terminfestlegungen
- Erkennen von Problemen und Einleitung von Gegenmaßnahmen
- Sicherstellung des Informationsflusses
- Berichterstattung
- Vertretung der Projektergebnisse nach innen und außen.

Projektteilnehmer sollten ausgewählt werden nach:
- Fachwissen zum Projektthema
- Methodenwissen in der Projektplanung
- Fähigkeit zur Teamarbeit
- Motivation (wichtig!)
- strategischen Kriterien (Kontakte, Vertrauen, Schlüsselstellung)

Projekte haben eine gute Chance auf Erfolg, wenn im Projektmanagement das Augenmerk gerichtet wird auf:
- eine gute Ziel- und Auftragsklärung
- ausreichende zeitliche und sachliche Ressourcen
- den Einsatz erfahrener Projektmanager
- den Einsatz bewährter Instrumente und Prozesse
- eine gute Kommunikation in der Projektgruppe und mit dem Auftraggeber
- mögliche Risiken
- ein aussagekräftiges Berichtswesen

7.5.1 Die Projektphasen

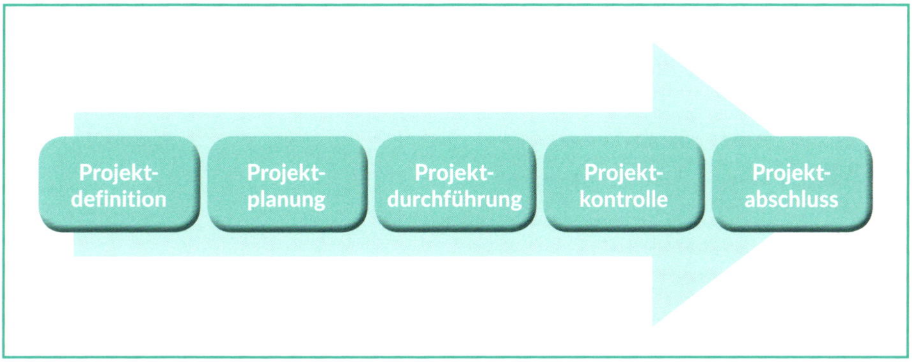

Abb. 60: Die Phasen eines Projekts.

Die Projektdefinition

Die Phase der Projektdefinition und -initiierung ist die entscheidende Weichenstellung auf dem »Erfolgskurs« eines Projekts. Notwendig ist eine eindeutige Auftragsklärung, die klare Definition von Zielen, die Einsetzung der notwendigen Gremien für die Projektarbeit und die Zusammenstellung des Projektteams.

Die Projektplanung

In der Phase der Projektplanung stehen folgende Aufgaben an:

- Erstellung eines Lastenhefts
- Umfeldanalyse
- Festlegung von Meilensteinen
- Erstellung eines Projektstrukturplans
- Feinplanung der Arbeitspakete
- Ressourcenplanung
- VMI-Matrix
- Risikomanagement
- Vorbereitung eines Kick-off-Workshops

Das Lastenheft wird vom Auftraggeber des Projektes formuliert. Es präzisiert den Projektauftrag und beschreibt alle Anforderungen an die Projektziele. Darüber hinaus werden die Rahmenbedingungen der Projektarbeit beschrieben:

- Ausgangssituation: Warum überhaupt ein Projekt?
- Zielsetzung: gemäß der SMART-Kriterien
- Produkteinsatz: Was soll das Produkt unter welchen Rahmenbedingungen leisten?
- funktionale Anforderungen: Welche konkreten Funktionen muss das Produkt bieten?
- nichtfunktionale Anforderungen: Welche Anforderungen müssen darüber hinaus erfüllt werden (z. B. Effizienz, Erweiterbarkeit, Zuverlässigkeit, etc.)?

- Lieferumfang
- Phasenplanung und Meilensteine des Projekts
- offene Punkte
- Abnahmekriterien und Qualitätsanforderungen

Bei der Festlegung der Ziele des Projekts müssen die SMART-Kriterien (▶ Tab. 23) beachtet werden.

Tab. 23: Die SMART-Kriterien

Buchstabe	Bedeutung	Beschreibung
S	spezifisch	Ziele müssen eindeutig definiert sein
M	messbar	Die Zielerreichung muss nach klaren Kriterien messbar sein
A	akzeptiert	Ziele müssen von den Beteiligten anerkannt sein
R	realistisch	Die Zielerreichung muss möglich sein
T	terminiert	Klare Aussage, bis wann das Ziel erreicht sein muss

Bei der Umfeldanalyse, auch Stakeholder-Analyse genannt, wird das Projektumfeld analysiert. Stakeholder (englisch für »Teilhaber«) sind Personen oder Gruppen, die das Unternehmen berücksichtigen muss, weil sie sein Überleben sichern: Arbeitnehmer, Kunden, Lieferanten, Staat, Öffentlichkeit. Im Fokus der Stakeholder-Analyse stehen also Personen oder Personengruppen, die auf unterschiedliche Weise Einfluss auf das Projekt nehmen könnten.

Das Ergebnis der Analyse ist die Erkenntnis, wer welchen Einfluss auf das Projekt hat. Dies offenbart potenzielle Fettnäpfchen ebenso wie die Möglichkeit, interessierte Einflussnehmer für die eigene Sache zu begeistern.

Die Projektumfeldanalyse wird als Mindmap angelegt. In der Mitte steht das Projekt, dessen Umfeld untersucht werden soll. Hauptzweige sind die einzelnen Personen oder Personengruppen, die vom Projekt betroffen sind oder sich betroffen fühlen könnten.

Herzstück des Projektes ist der Projektstrukturplan (PSP). In ihm wird das Projekt strukturiert und in Teilprojekte sowie Arbeitspakete gegliedert. Zusätzlich enthält der PSP Informationen über Verantwortlichkeiten und Controllingdaten zu den relevanten Größen im Projektmanagement: Kosten, Termine und Ergebnisse.

Der PSP strukturiert das Projekt hierarchisch in Form eines Organigramms: Auf der obersten Ebene steht das Projekt. Eine Ebene darunter die Teilprojekte oder Teilaufgaben, darunter schließlich die Arbeitspakete (▶ Abb. 61).

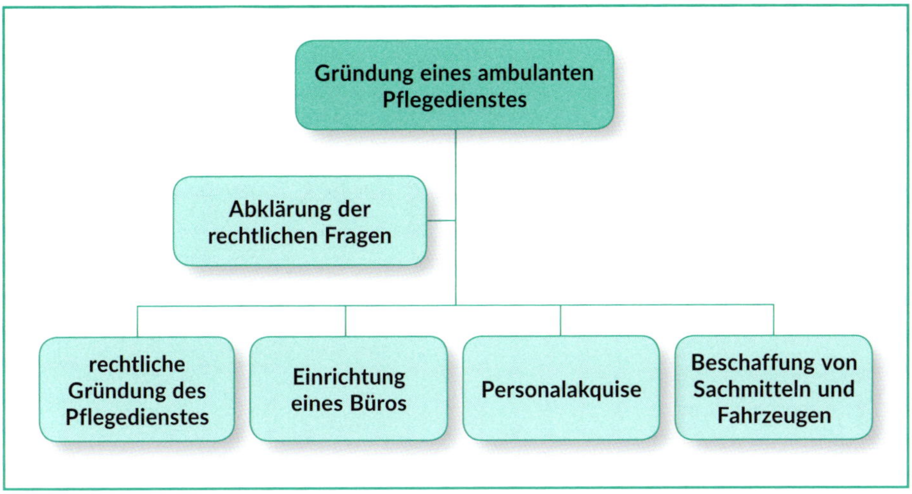

Abb. 61: Beispiel der ersten beiden Ebenen eines Projektstrukturplans.

Mit der Feinplanung der Arbeitspakete werden die Inhalte des PSP in einzelne Arbeitsschritte unterteilt. Die Arbeitsschritte werden genau definiert, Verantwortlichkeiten werden festgelegt, zeitliche Vorgaben bestimmt und die Abhängigkeiten zu den anderen Arbeitsschritten dargelegt. Dazu eignet sich beispielsweise eine EXCEL-Tabelle.

In jedem Projekt sind die notwendigen Ressourcen möglichst genau zu planen:

- Arbeitszeit
- Sachausgaben
- sonstige Projektkosten

Dazu ist ein Kostenplan zu erstellen, der vom Auftraggeber genehmigt wird. In einer VMI-Matrix wird beschrieben, wer für einen Projektschritt verantwortlich ist (V), wer an einem Projektschritt mitarbeitet (M) und wer über einen Projektschritt zu informieren ist (I) (▶ Tab. 24).

Tab. 24: VMI-Matrix

Projektschritt	Projektleiter	EDV-Abteilung	Personalwesen	Geschäftsführer
Organisation Workshop	V		M	I
Bestellung Projekt-Software	M	V		I
Entscheidung Projektteilnehmer	M		M	V

Bei allem, was Menschen in Organisationen tun, ergeben sich Risiken. Das ist in Projekten nicht anders. Deshalb gehört zu jedem Projekt ein vorausschauendes Risikomanagement. Dessen Aufgabe ist es, mögliche Risiken zu erkennen und mittels eines Risikomanagements Lösungsansätze zu planen. Verantwortlich dafür ist die Projektleitung.

Projektdurchführung

In der Projektdurchführung sind Festlegungen zu treffen zu:

- Berichtswesen
- Meilensteinanalyse
- Problemreport
- Projektcontrolling
- Claim-Management
- Offene-Punkte-Liste

Jede Phase eines Projekts endet mit einem Meilenstein. Meilensteine sind Entscheidungspunkte. Bei jedem Meilenstein ist zu entscheiden, ob das Projekt in der geplanten Weise fortgesetzt werden kann, korrigiert werden muss oder im Extremfall beendet werden soll.

Der Problemreport ist eines der essentiellen Projektmanagementtools im laufenden Projekt. Er wird immer dann verfasst, wenn sich ein Projekt aus dem geplanten Rahmen heraus entwickelt. Dadurch werden Probleme dem gesamten Projektteam bewusst und Auswirkungen auf das Gesamtprojekt können abgeschätzt werden, die sonst oft gar nicht wahrgenommen werden. Außerdem wird es möglich, durch entsprechende Gegenmaßnahmen das Problem zu lösen oder zumindest zu entschärfen. Der Problemreport wird von der jeweils verantwortlichen Person des Arbeitspakets abgefasst, die ein Problem hat bzw. identifizierte.

Der Problemreport hat verschiedene Funktionen:

- Er soll das gesamte Projektteam für das jeweilige Problem sensibilisieren.
- Er nimmt die verantwortlichen Personen in die Pflicht, geeignete Maßnahmen zur Bewältigung des Problems zu entwickeln.
- Er nimmt die Projektleitung und ggf. darüber hinaus das Management in die Pflicht, Probleme wahrzunehmen und die jeweils verantwortlichen Personen bei der Problemlösung zu unterstützen.

Projektcontrolling

Das Projektcontrolling beschreibt alle Tätigkeiten, die notwendig sind, um ein Projekt über seine gesamte Laufzeit hinweg zu steuern (▸ Abb. 62).

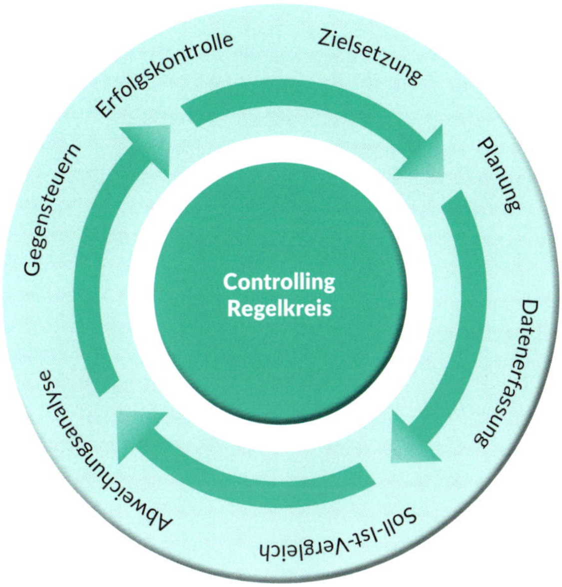

Abb. 62: Projektcontrolling.

Unter einem Claim versteht man die Forderung eines Projektpartners (Auftraggeber oder Auftragnehmer), die sich in Folge einer Abweichung vom ursprünglichen Projektauftrag ergibt. Abweichungen können hinsichtlich der vereinbarten Termine, der Kosten oder der zu erbringenden Ergebnisse entstehen bzw. aus einer Kombination der drei Sachverhalte.

Unter dem Begriff Claim Management (Nachforderungsmanagement) versteht man alle Aktivitäten, die notwendig sind, eigene berechtigte Forderungen gegenüber dem Projektpartner durchzusetzen bzw. fremde unberechtigte Forderungen wirkungsvoll abzuwehren.

Die Offene-Punkte-Liste (OPL) ist notwendiger Bestandteil der Projektdokumentation. Hierin werden alle Projektereignisse protokolliert, sodass offene Punkte verfolgt werden können. Eine OPL ersetzt Projektprotokoll und To-do-Listen. Sie lässt sich am besten als Excel-Datei führen (▸ Tab. 25)

Tab. 25: Offene-Punkte-Liste

lfd. Nr.	Status	Aufnahme	Priorität	Kategorie	Beschreibung	Maßnahmen
1	offen	10.01.2019	hoch	Information	Bericht an Auftraggeber über Termin Kick-Off	schriftliche Info durch PL
2	in Arbeit	12.01.2018	mittel	Beschluss	Projektgruppe bestimmt Meilensteine	PL fertigt Vorschlag
3	erledigt	08.01.2019	niedrig	Frage	kann Software des Auftraggebers eingesetzt werden	Anfrage per Mail durch PL

Projektkontrolle und -abschluss

Die Projektkontrolle erfolgt in der Regel in einem Abschluss-Workshop der Projektgruppe. Dafür entwirft die Projektleitung eine Dokumentation, die von der Projektgruppe genehmigt wird. Damit endet die Aufgabe der Projektgruppe. Die Projektergebnisse werden anschließend an den Auftraggeber weitergegeben. Dieser entscheidet, wie mit den Ergebnissen verfahren werden soll.

Tipp

Projektmanagement kann man gezielt in Seminaren erlernen. Der Aufwand lohnt sich!

7.6 Balanced Scorecard als strategisches Controlling-Instrument

Balanced Scorecard (BSC) bedeutet in der Übersetzung »ausgewogener Berichtsbogen«. Die BSC ist ein Instrument zur Messung, Dokumentation und Steuerung im Hinblick auf Vision und Strategie eines Unternehmens. In der Altenhilfe geht es dabei um übergeordnete, strategische Ziele, die durch die BSC messbar und überprüfbar gemacht werden.

Mit der BSC ist es möglich:

- die strategischen Ziele einer Organisation übersichtlich darzustellen und zu kommunizieren;
- die strategischen Ziele in operatives Handeln umzusetzen;

- mehrere Controlling-Instrumente zu verknüpfen;
- die Zusammenhänge zwischen einzelnen Unternehmenszielen zu verdeutlichen;
- neben monetären auch nichtmonetäre Ziele einzubeziehen.

Die BSC (▶ Abb. 63) stellt die strategischen Ziele grafisch dar, wobei die Zielhierarchien und die Teilziele sichtbar werden. In welcher Form dies erfolgt, ist Entscheidung der Organisation.

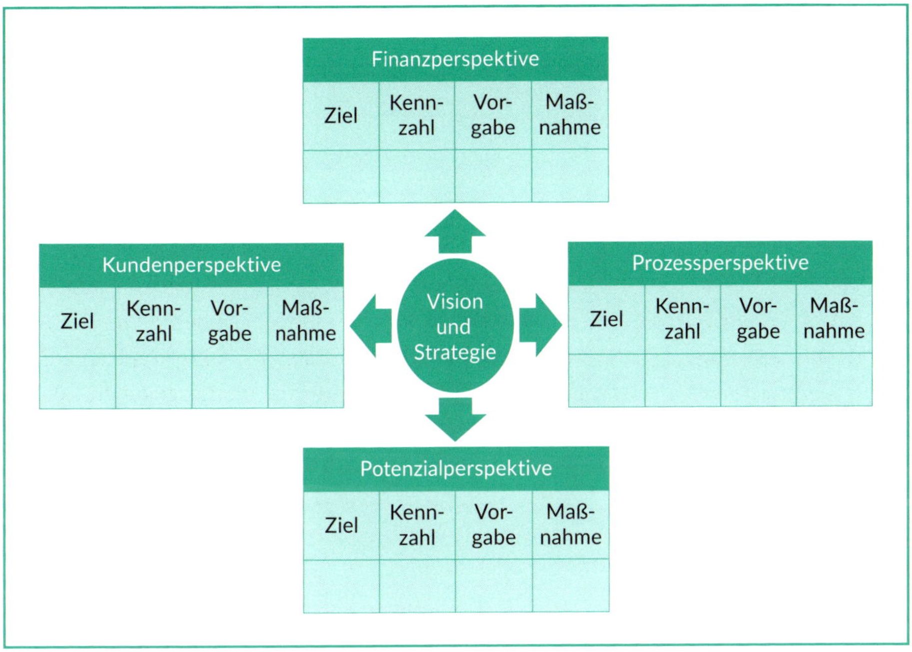

Abb. 63: Beispielhafter Aufbau einer BSC.

Der erste Schritt einer BSC ist die Definition der strategischen Ziele des Unternehmens. In der ambulanten Pflege sind dies überwiegend:

- Kundenzufriedenheit
- Mitarbeiterzufriedenheit
- Wirtschaftlichkeit

In einem weiteren Ziel kann die Qualität der Prozesse eine Rolle spielen. Die Ziele können gleichrangig sein oder unterschiedlich gewichtet:

- gegenseitig fördernd,
- konkurrierend oder
- neutral.

Für jedes Ziel sind Kriterien festzulegen, an denen die Zielerreichung erkennbar wird.

7.6.1 Kriterien und Kennzahlen in ambulanten Diensten

Die Festlegung der Kriterien sollte in einem Dialog der Führungskräfte erfolgen. Nur wenn diese allgemein akzeptiert sind, können ständige Diskussionen um die Sinnhaftigkeit vermieden werden. Die Abbildungen 64 bis 67 zeigen mögliche Kriterien für Ziele wie Kunden-, Mitarbeiterzufriedenheit und Wirtschaftlichkeit.

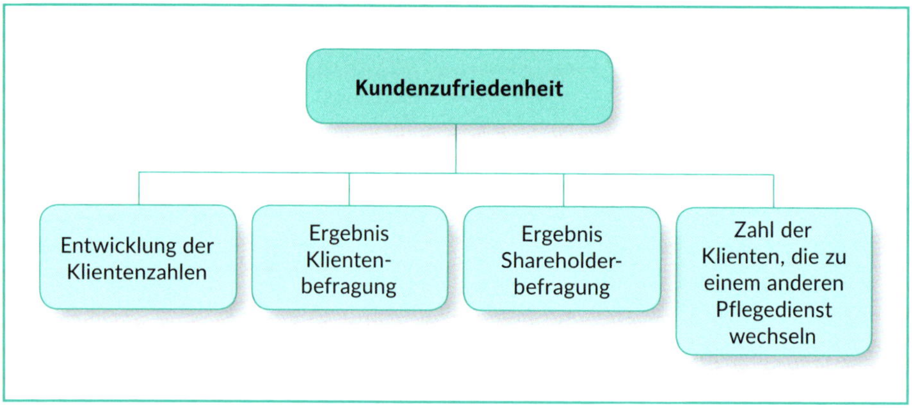

Abb. 64: Mögliche Kriterien der Kundenzufriedenheit.

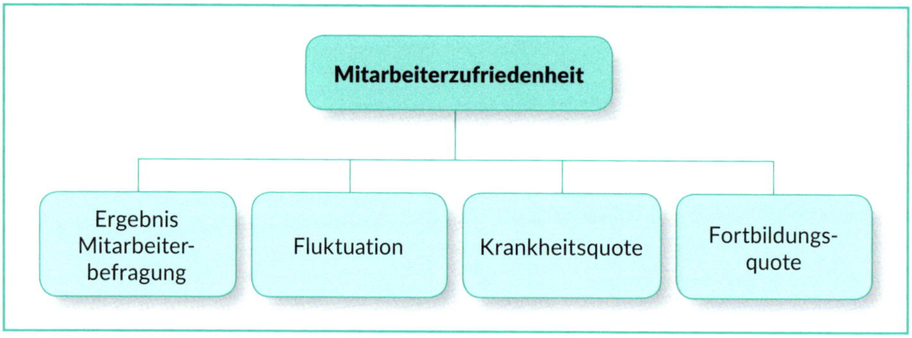

Abb. 65: Mögliche Kriterien der Mitarbeiterzufriedenheit.

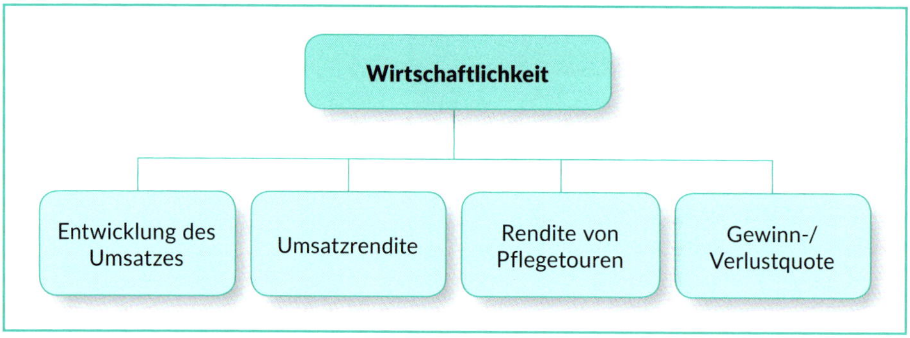

Abb. 66: Mögliche Kriterien der Wirtschaftlichkeit.

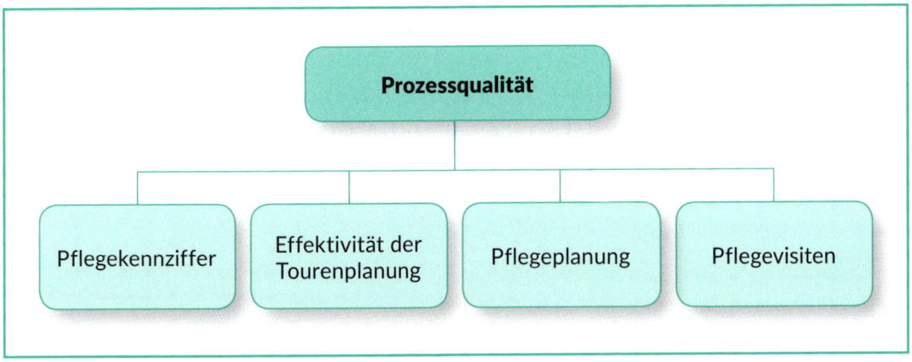

Abb. 67: Mögliche Kriterien der Prozessqualität.

Die Kriterien sind gleichzeitig die Kennzahlen, an denen die Zielerreichung gemessen wird. Stehen die Kriterien fest, muss als nächstes ein einheitlicher Maßstab für alle Kriterien festgelegt werden. Das können Punktesysteme (z. B. 10 Punkte = sehr gut, 0 Punkte = sehr schlecht) oder auch ein Notensystem (1 = sehr gut, etc.) sein. Für jede Kennzahl muss definiert werden, ab welchem Wert die Zielerreichung als gefährdet bzw. als ungenügend bewertet wird (▶ Abb. 68)

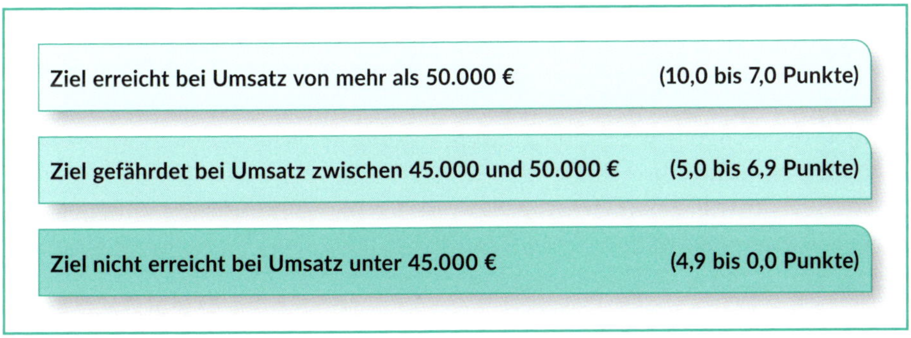

Abb. 68: Beispiel einer Skalierung beim Kriterium »Umsatz«.

Eine Balanced Scorecard erfüllt ihren Zweck nur, wenn aktuelle Daten zur Verfügung gestellt werden. Das ist manuell nur sehr schwer zu leisten, deshalb sollten die Daten automatisch über Schnittstellen zu Programmen der Einrichtung (Dienstplanprogramm, Buchhaltungs-Software, Bewohnerverwaltung etc.) generiert werden können.

Im ersten Schritt verschafft man sich einen Überblick über die einzelnen Kriterien: Steht die Ampel auf »grün«, besteht wahrscheinlich keine Notwendigkeit, sich intensiver mit diesem Kriterium zu beschäftigen. Die gesparte Zeit können Sie verwenden, um sich die Kriterien genauer zu anzuschauen, die auf »gelb« oder gar auf »rot« stehen. Eine genaue Analyse der Ursachen erfordert dann eine Auswertung der Daten in der spezifischen Software.

Die BSC eignet sich sehr gut als Gesprächsgrundlage für regelmäßige Controllinggespräche zwischen den Hierarchien. Konsequent werden auf der Grundlage der Werte der Einzelkriterien gemeinsam mit den Mitarbeitern Pläne entwickelt, in denen festgelegt wird, welche konkreten Maßnahmen zur Verbesserung der Situation umgesetzt werden (▸ Tab. 26).

Tab. 26: Beispiel eines Maßnahmenplanes bei Umsatzrückgang

Kriterium	Maßnahme	verantwortlich	Überprüfung am
Umsatz unter 45 000 Euro	Sozialdienste kontaktieren	Geschäftsführung	31.06.
	Flyer erstellen	Verwaltung	30.04.
	Werbung Zeitung	Verwaltung	31.03.
	Dienste kürzen	PDL	sofort

7.6.2 BSC – mehr Kosten als Nutzen?

Die Einführung einer Balanced Scorecard kostet: Zeit und Personal. Es ist notwendig, dieses Projekt mit einem qualifizierten Projektmanagement zu erarbeiten und umzusetzen. In der Regel wird auch externer Sachverstand benötigt, der die BSC elektronisch entwickelt und pflegt. Auch die Einrichtung der Schnittstellen zwischen den EDV-Programmen verursacht einen erheblichen Aufwand. Diese Investitionen lohnen sich langfristig, steht doch allen Ebenen des Unternehmens ein zeitnahes und leicht auszuwertendes strategisches Controlling-Instrument zur strategischen Zielverfolgung und Steuerung zur Verfügung.

8 Marketing und Öffentlichkeitsarbeit

Unter Öffentlichkeitsarbeit versteht man die bewusste Beeinflussung der öffentlichen Meinung.[32] Die Öffentlichkeitsarbeit – auch eines ambulanten Dienstes – richtet sich an das Umfeld und dient dem Aufbau eines positiven Images. Nach außen schafft sie Glaubwürdigkeit, Vertrauen und Akzeptanz, nach innen dient sie der Integration und der Entwicklung eines Wertebewusstseins (▸ Abb. 69).

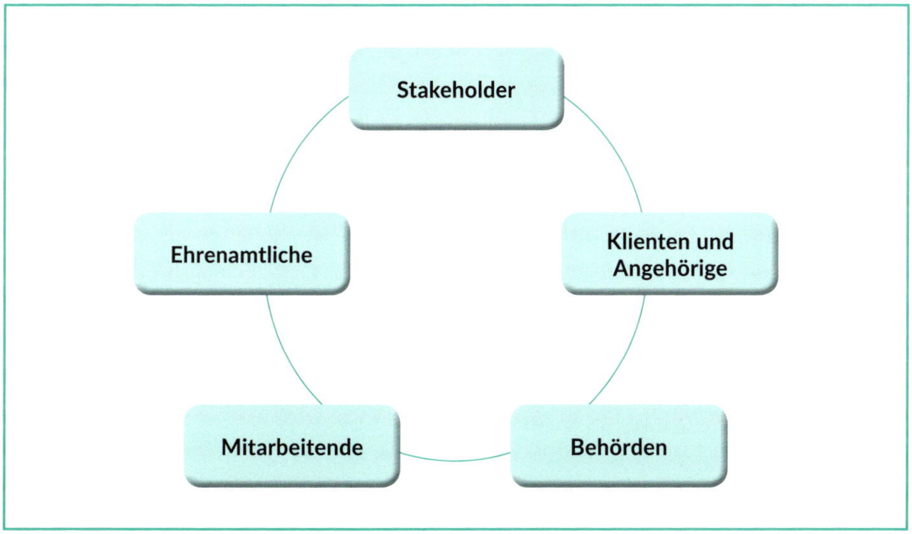

Abb. 69: Zielgruppen der Öffentlichkeitsarbeit.

Als Stakeholder verstehen wir hier auch alle Personen und Institutionen, die ein Interesse am ambulanten Dienst haben: beispielsweise Lieferanten, Gemeinderäte, Nachbarn und Apotheken.

---

[32] Vgl. Lier A, Meyer E, Wittulski E. (1999): Öffentlichkeitsarbeit für Alteneinrichtungen: Vom Logo bis zum Internet. Urban & Fischer, München

Ziele der Öffentlichkeitsarbeit:

- Vermittlung eines positiven Images des Dienstes
- Bildung von Vertrauen durch Qualitätsansprüche
- Weiterempfehlung durch Klienten und Angehörige
- Einbindung in das Gemeinwesen.

Marketing umfasst alle Maßnahmen, die das Ziel haben, die Nachfrage nach Ihren Diensten und Leistungen zu fördern. Die richtigen (▸ Tab. 27) Maßnahmen zu finden, kann durch verschiedene Instrumente erleichtert werden.

Tab. 27: Instrumente des Marketings

Instrumente	Ziele
Kundenbefragungen	Bestimmung der Stärken und Schwächen
Benchmarking	Vergleich mit den Mitbewerbern
Stakeholder-Analyse	Einschätzungen zum Einfluss von Partnern und Interessengruppen
SWOT-Analyse	ermittelt Stärken, Schwächen, Chancen und Risiken des Unternehmens

8.1 Corporate Identity

Corporate Identity (CI) heißt übersetzt »Identität des Unternehmens« und dient dem systematischen Aufbau von Öffentlichkeitsarbeit.

CI umfasst:

- das Erscheinungsbild des Dienstes (Visitenkarten, Flyer, Logo, Kleidung, Slogan);
- die Art der Kommunikation von Angeboten, Preisen des Dienstes;
- die Werbeauftritte des ambulanten Dienstes;
- die (gelebte) Philosophie und Kultur des Dienstes.

CI dient dem Aufbau und der Sicherung eines positiven Images.

Wichtig **Versprechen müssen Sie auch halten**

Versprechen Sie in Ihren »Botschaften« nichts, was Sie nicht einlösen können. Insbesondere die soziale Arbeit erfordert ein hohes Vertrauen, das mit unwahren Darstellungen schnell verspielt ist.

8.2 Öffentlichkeitsarbeit und Marketing in der ambulanten Pflege

Vertrauen in die Qualität, Zuverlässigkeit und Kundenfreundlichkeit sind wesentliche Kriterien für den Erfolg eines ambulanten Dienstes. Ihre Öffentlichkeitsarbeit und Ihr Marketing müssen also darauf ausgerichtet sein, dieses Vertrauen zu gewinnen und zu rechtfertigen. »Am Handeln wird man gemessen, nicht an den Aussagen!« – Diese Erkenntnis sollte auch in Ihrem Dienst handlungsleitend sein. Denn die beste Öffentlichkeitsarbeit ist eine gute und verlässliche tägliche Arbeit.

Ein gutes Image ist für einen ambulanten Dienst garantiert die kontinuierliche Nachfrage nach dessen Angeboten und Leistungen. Ziel muss es also sein, mit geeigneten Maßnahmen dieses Image zu fördern und in der Öffentlichkeit bekannt zu machen, getreu dem Motto: »Tue Gutes und rede darüber«.

Tipp

Nutzen Sie die Medien. Vereinbaren Sie doch mit dem Herausgeber des örtlichen Nachrichtenblattes eine wöchentliche Rubrik »Neues aus unserem ambulanten Dienst«. Das geht online genauso gut wie offline, also in der guten alten Zeitung.
Führen Sie regelmäßige Veranstaltungen für die Bürgerinnen und Bürger zu alters- pflegespezifischen Themen (z. B. Demenz, Patientenverfügung, Pflegeversicherung etc.) durch und steigern Sie damit nicht nur Ihren Bekanntheitsgrad, sondern stellen Sie auch Ihre fachliche Kompetenz dar!

8.3 Mitarbeiter als »Werbeträger«

Ihr Personal ist Werbeträger – und zwar ein wichtiger! Ihre Teams tragen durch ihre Arbeit, durch ihr Auftreten und ihr Erscheinungsbild in der Öffentlichkeit maßgeblich zum Image Ihres Dienstes bei. Positiv gelingt das nur, wenn Ihre Mitarbeiter mit ihrer Arbeit und ihrem Arbeitgeber zufrieden sind. Die Beziehung zwischen unzufriedenen Mitarbeitern und unzufriedenen Klienten ist eindeutig zu belegen.[33]

Maßnahmen zur Erhöhung der Mitarbeiterzufriedenheit sind also auch erfolgreiche Maßnahmen der Öffentlichkeitsarbeit. Im Bekannten- und Verwandtenkreis drehen

[33] So zeigen es z. B. Bewohner- und Mitarbeiterbefragungen der Evangelischen Heimstiftung Stuttgart gGmbH, die dem Autoren vorliegen.

sich viele Gespräche auch um das Thema »Arbeitsstelle«. Wenn Ihre Mitarbeiter zufrieden mit Ihrer Arbeit und Ihrem Arbeitgeber sind, wird dies in den Kontakten außerhalb der Arbeitswelt bekannt werden und zum positiven Image Ihres Dienstes beitragen.

8.4 Marketing-Instrumente in der ambulanten Pflege

Welche Instrumente des Marketing (▶ Abb. 70) sinnvoll und wirksam sind, kann in einer Marketing-Analyse festgestellt werden. Dazu gehört:

- eine Bestimmung der Zielgruppen der Maßnahmen;
- eine Einschätzung zur Wirksamkeit von Werbemaßnahmen;
- die Empfehlung einer konkreten Marketing-Strategie.

Die Nutzung von Printmedien ist ein klassisches Marketing-Instrument. Printmedien haben bei der Zielgruppe Ihrer potenziellen Klienten einen großen Verbreitungsgrad. Anzeigen und redaktionelle Beiträge sind besonders wirksam in Gemeindeblättern und Tageszeitungen, weniger in Werbezeitungen und Wochenblättern.

Ein überzeugender Internet-Auftritt zielt besonders auf die Angehörigen von potenziellen Kunden. Diese nutzen das Medium Internet sehr häufig bei der Suche nach ge-

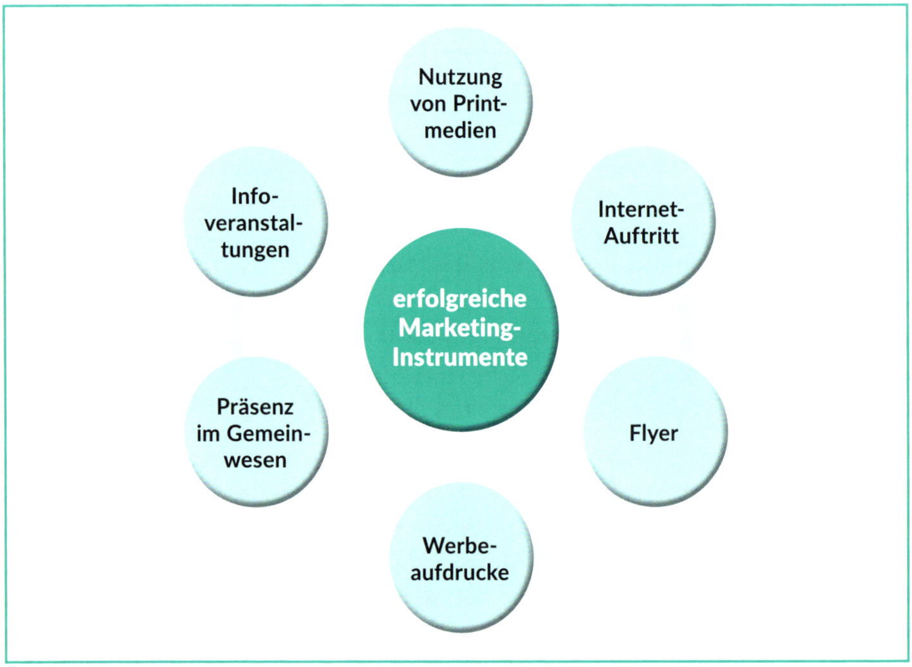
Nutzung von Print-medien
Internet-Auftritt
Info-veranstal-tungen
erfolgreiche Marketing-Instrumente
Präsenz im Gemein-wesen
Flyer
Werbe-aufdrucke

Abb. 70: Erfolgversprechende Marketing-Instrumente ambulanter Dienste.

eigneter Hilfe für ihren pflegebedürftigen Angehörigen. Die Gestaltung Ihrer Homepage sollten Sie externen Fachleuten überlassen, die Pflege dieser Website kann meist intern erfolgen.

Achten Sie immer auf Aktualität Ihrer Homepage! Nichts ist schlimmer, als in der Rubrik »Aktuelles« die Ankündigung einer Veranstaltung zu lesen, die schon im letzten Jahr durchgeführt wurde. Nutzen Sie auch die sozialen Netzwerke, um stets aktuell über Ihren Dienst berichten zu können. Eine Facebook-Seite für einen ambulanten Dienst ist heute keine Seltenheit mehr. Gehen und bleiben Sie in Kontakt mit Ihrer Zielgruppe. Aber machen Sie sich auch bewusst, dass die digitalen Medien eine gewisse Schnelligkeit verlangen. Sie müssen eine Mail zwar nicht sofort beantworten, aber innerhalb von 24 Stunden sollte Ihnen das schon gelingen. Ohne einen »Internet-Beauftragten« wird Ihnen das nicht gelingen.

Portale im Internet gibt es viele. In welchem sind Sie schon vertreten? Kennen Sie z. B.

- pflegedienstnavigator.de
- pflegeberatung.de
- pflegedienst-suche.de
- der-pflegekompass.de
- pflegesuche.de
- Das-pflegeportal.de
- Pflegedienst-online.info
- Pflegelotse.de
- Weisse-liste.de

Informieren Sie sich doch einmal wie Ihre potenziellen Klienten auch: Welche Portale liegen vorn bei den Suchergebnissen? Welche sind besonders übersichtlich, seriös und aktuell?

Flyer und Broschüren sind selbstverständlich geeignete Instrumente des Marketings. Verteilen Sie diese in Arztpraxen, bei Therapeuten, Apotheken und bei Stakeholdern, die in häufigem Kontakt mit Ihren Zielgruppen sind. Denken Sie auch an die Weitergabe an Pflegestützpunkte und Sozialdienste der Krankenhäuser. Aber verzichten Sie auf großräumige Postwurfsendungen. Da ist das Kosten-Nutzen-Verhältnis nicht optimal.

Die Flyer sollten in einer gut lesbaren Schrift geschrieben und in einer seniorengerechten Sprache verfasst sein. Unterbreiten Sie Ihre Angebote positiv. Reden Sie also nicht lange über die Defizite Ihrer potenziellen Klienten, sondern betonen Sie den »Gewinn« bei Inanspruchnahme Ihres ambulanten Dienstes. Meiden Sie daher Begriffe wie »alt« und »hilfsbedürftig«. Sprechen Sie von »reif« und »lebenserfahren«, versprechen Sie »Unterstützung«, »Qualität« und »Kompetenz«.

Vergessen Sie auf keinen Fall den Hinweis auf die mögliche Finanzierung Ihrer Leistungen durch die Kranken- und Pflegeversicherung. Schließlich wollen auch Ihre künftigen Kunden wissen, ob sie sich all das Gute auch leisten können.
Sicherlich nutzen Sie Ihre Fahrzeuge für Werbeaufdrucke. Dass ein Auto Ihres Dienstes vor der Haustür der Nachbarn steht, ist eine direkte Empfehlung für Ihren ambulanten Dienst. Aber sorgen Sie auch dafür, dass die Fahrzeugwerbung so knapp und informativ wie möglich ist. Der Name Ihres Dienstes und die Telefonnummer sollten schnell und gut lesbar sein. Eine regelmäßige Fahrzeugreinigung und -pflege sollte selbstverständlich für Sie und Ihre Mitarbeiter sein. Die Einhaltung der Straßenverkehrsregeln übrigens auch. Ein Wagen, der den Bürgersteig blockiert, ist kein Aushängeschild für Ihren Dienst.

Eine große Werbewirksamkeit hat die Präsenz im Gemeinwesen. Die Beteiligung bei Bürgerfesten, Weihnachtsmärkten oder Seniorennachmittagen bringt viel Aufmerksamkeit und zeigt Ihre Verbundenheit mit der Gemeinde. Sie sind eben nicht nur da, wenn Hilfe gebraucht wird – Sie sind ganz selbstverständlich ein Teil der Gemeinde.
Mit Informationsveranstaltungen zu Themen des Alterns und der Pflegebedürftigkeit können Sie die fachliche Kompetenz ihres Dienstes herausstellen. Sprechen Sie mit Ihren Themen auch Zielgruppen wie pflegende Angehörige an und verpflichten Sie im Gemeinwesen bekannte Personen für Vorträge (z. B. den niedergelassenen Arzt). Sorgen Sie dafür, dass die Zeitungen über Ihre Veranstaltungen berichten. Schreiben Sie ruhig auch einmal Fachartikel für die Leser.

Wenn Sie für große Aufmerksamkeit sorgen wollen, dann überlegen Sie doch einmal, ob Sie sich bei einem Wettbewerb beteiligen. Da gibt es etwa »Great Places to Work«, die jedes Jahr Deutschlands beste Arbeitgeber küren. Auch Pflege- und Gesundheitsdienstleister haben hier eine gute Chance, sich als herausragende Arbeitgeber zu positionieren. Die Grundlage dieses Wettbewerbs ist eine systematische Befragung der Beschäftigten zu Themen wie Führung, Zusammenarbeit, berufliche Entwicklung, Vergütung etc.

2018 wurde z. B. die Reha Vita Cottbus als einer der besten Arbeitgeber ausgezeichnet: Platz 1 bei »Ambulante Versorgung« und einen Sonderpreis für Gesundheitsförderung. Der Geschäftsführer von Reha Vita, Christian Seifert, war sichtlich stolz auf diese Auszeichnung – und er hat eine Menge dafür getan: »Als Familienunternehmen hatten wir immer den Ehrgeiz, ein vorbildlicher Arbeitgeber zu sein. ... Unsere vielfältigen Maßnahmen im Bereich Mitarbeiterqualifizierung, Gesundheitsmanagement, Teambildung und Familienfreundlichkeit werden von ihnen wahrgenommen und gewertschätzt. Das freut uns sehr.«[34]

[34] https://www.reha-vita-online.de/reha-vita/reha-vita/medien/presse/pm-bester-arbeitgeber-2018.php

Schlusswort: ambulant und stationär – aus zwei mach eins

Die Versorgung älterer und pflegebedürftiger Menschen wird in Zukunft bunter und vielfältiger. Die Regelungen der Pflegestärkungsgesetze I und II und des Pflegestärkungsgesetzes III werden zu grundlegenden Veränderungen des Hilfemarktes führen. Gesellschaftliche Inklusion und Teilhabe bekommen eine hohe Bedeutung. Die Grenzen zwischen selbstorganisierter Hilfe, teilstationärer und stationärer Pflege werden – so ist es politisch gewollt – Schritt für Schritt aufgelöst. Geplant ist eine Verzahnung aller Leistungsbereiche und eine starke Ergänzung (ja, sogar ein möglichst weitgreifender Ersatz) stationärer Angebote durch ambulante Wohn-, Pflege- und Hilfe-Lebensformen.

Die Angebote richten sich in Anbetracht der demografischen Entwicklung und der starken Zunahme von Menschen mit Demenz stärker an den regionalen Bedarfen und den Wünschen der Bürger aus. Der reale, individuelle Hilfebedarf einer Person in ihrer Lebenssituation und ihre Wünsche an die Lebensqualität rücken stärker in den Fokus – und unsere bürgerschaftliche Verantwortung auch.

Pflege neu denken
Für Sie als ambulante Pflegemanager(innen) heißt es: Pflege im gesellschaftlichen Wandel neu denken und neu gestalten - neu sortieren, neu vernetzen, neu konzipieren.

Darüber hinaus ist es Ihre Aufgabe, Ihre Mitarbeitenden mit auf die Reise in veränderte Leistungsprofile und Aufgabenzuschnitte zu führen. Sie müssen bereit und fähig sein, neue Qualitäten des Zusammenlebens in den Vierteln und Stadtteilen, der Vernetzung und des Selbsthilfemanagements mit zu entwickeln.

Die Zukunft gehört den Teamplayern

Ziel ist ein möglichst langer Verbleib der älter werdenden Menschen in ihrer vertrauten Umgebung. Das Motto lautet:

- Ambulant in der eigenen Wohnung geht vor stationär.
- Wohnortnahe, sozial vernetzte Dienstleistungen und kleinere Einrichtungen gehen vor großen.
- Normalität geht vor Funktionalität.

Die soziale und pflegerische Unterstützung in der direkten Nachbarschaft mit ihrem Beziehungsgefüge tritt damit in den Vordergrund. Soziale Netzwerke und die unmittelbare Solidarität zwischen den alten und jungen Menschen eines Wohnquartiers sind zu fördern und zu stärken.

Professionelle ambulante Pflege muss ihr Profil diesen Anforderungen anpassen – durch Interdisziplinarität, Kooperation mit relevanten Berufsgruppen, Angehörigen und Freiwilligen. In der Zusammenarbeit mit unterschiedlichen Partnern können innovative Lösungen entstehen, die sich positiv auf den einzelnen Fall (den Pflegekunden) und/oder generell auf die regionalen Versorgungsstrukturen auswirken und damit auch mittel- oder langfristig nützlich für die Allgemeinheit sind.

Hier bieten sich Ihnen und Ihren Mitarbeitenden die verschiedensten Möglichkeiten, Einfluss zu nehmen und mitzuwirken.

Die neue Rolle der Fachlichkeit

Der proportionale Anteil der Fachkräfte unter den professionellen Helfern wird angesichts des zu erwartenden Pflegenotstands deutlich abnehmen. Die Führung der Nicht-Fachkräfte und die Steuerung der Pflege-, Betreuungs- und Kommunikationsprozesse werden zu zentralen Aufgaben, um die unterschiedlichen Kompetenzen zum Wohl des hilfebedürftigen Menschen zusammenzuführen. Die neuen Kräfteverteilung zwischen Hilfebedürftigen, Angehörigen, anderen Bürgern des Quartiers und Profis bewirkt eine Verringerung der Dominanz von Experten und verändert damit auch das Rollenbild der Pflegenden in bedeutendem Maße. Die Fachlichkeit der professionell Pflegenden muss auf Augenhöhe mit der biografischen und der Alltagsexpertise der Hilfebedürftigen, ihrer Angehörigen und Freunde korrespondieren.

Netzwerken mit allen relevanten Akteuren

In Zukunft werden Leistungen nur noch in (Dienstleistungs-)Netzwerken qualitätsvoll erbracht werden können. Von Ihnen und Ihren Mitarbeitern wird also die Kompetenz erwartet, Netzwerke aufzubauen und deren Zusammenarbeit zu koordinieren. Zu den relevanten Akteuren gehören z. B.

- die bedürftigen Menschen, ihre Angehörigen und in der Nachbarschaft lebende Bürger(innen),
- Kooperationspartner aus der Altenhilfe,
- Wirtschaft, Politik, Wohlfahrtsverbände und kirchliche Organisationen,
- Vereine, Initiativen, ehrenamtlich Engagierte.

Die eigene Fachlichkeit steht dabei gleichwertig neben der anderer Fachdisziplinen. Das erfordert ein Denken in multiprofessionellen und vernetzten Zusammenhängen.

In diesem zukunftsfähigen Hilfemix können Sie mit Ihrem Dienst eine zentrale Rolle übernehmen. Wenn Sie mit anderen Akteuren nach dem Win-win-Prinzip des gegenseitigen und gesellschaftlichen Nutzens eng zusammenarbeiten, wird es Ihnen gelingen, Lösungen anzubieten, die Sie aus eigener Kraft alleine nicht hätten realisieren können!

Seien Sie Ihrer Zeit voraus und entwickeln Sie schon heute mit Ihren Mitarbeitenden Visionen und tragfähige Zukunftsbilder.

Und seien Sie gewiss: Langweilig wird es Ihnen nicht!

Literatur

Beikirch E. et al. (2014): Projekt »Praktische Anwendung des Strukturmodells – Effizienzsteigerung der Pflegedokumentation in der ambulanten und stationären Langzeitpflege. Witten.

Bickel H (2012): Epidemiologie und Gesundheitsökonomie. In: Wallesch CW, Förstl H (Hrsg.): Demenzen. 2. Aufl., Thieme, Stuttgart.

Borutta M (2006): Von der lernenden zur kompetenten Organisation. Wissensmanagement in Pflegeeinrichtungen aus systemtheoretischer Perspektive. In: PRINTERNET 02/07. Im Internet: http://www.manfred-borutta.de/fileadmin/user_upload/Wissensmanagement-printernet.pdf]

Büscher A, Horn A (2010): Bestandsaufnahme zur Situation in der ambulanten Pflege. Ergebnisse einer Expertenbefragung. Bielefeld: Institut für Pflegewissenschaft an der Universität Bielefeld. Im Internet: https://www.uni-bielefeld.de/gesundhw/ag6/downloads/ipw-145.pdf

Frey D, Schmalzried L (2013): Philosophie der Führung. Gute Führung lernen von Kant, Aristoteles, Popper & Co. Springer, Berlin.

Goleman D (1997): Emotionale Intelligenz. Dtv, Frankfurt/Main.

Grote S (Hrsg.) (2012): Die Zukunft der Führung. Springer-Gabler, Berlin.

Juchli L (2004): Thiemes Pflege. Thieme, Stuttgart.

Kämmer K (2014): Personalentwicklung. Von wertschätzender Haltung zu wertschöpfender Entwicklung. Managementbibliothek. Schlütersche, Hannover.

Kämmer K (2015): Pflegemanagement in Altenpflegeeinrichtungen. Schlütersche, Hannover.

Keune K (2014): Von Schnittstellen zu Nahtstellen. In: Sozialwirtschaft 1/2014. Nomos, Baden-Baden.

Lay R (2012): Ethik in der Pflege. Schlütersche, Hannover.

Lier A, Meyer E, Wittulski E (1999): Öffentlichkeitsarbeit für Alteneinrichtungen: Vom Logo bis zum Internet. Urban & Fischer, München.

MDS & GKV (2018): Grundlagen der Qualitätsprüfungen nach den §§ 114 SGB XI in der ambulanten Pflege. Teil 1 – Ambulante Pflege. Essen.

Mentzel W, Grotzfeld S (2017): Mitarbeitergespräche erfolgreich führen. Haufe-Lexware, Freiburg.

Messer B (2012): Das 1x1 des Führens in der Pflege. Schlütersche, Hannover.

Möller S (2013): Erfolgreiche Teamleitung in der Pflege. Springer, Berlin.

Mühlisch S (2014): Das Prinzip Körpersprache im Unternehmen: Inspirationen für eine lebendige Ausgestaltung. Junfermann, Paderborn.

Rauen C (2014): Coaching. Hogrefe, Göttingen.

Rothgang H et al. (2015): Evaluation des NBA – Erfassung von Versorgungsaufwänden in stationären Einrichtungen. Bremen.

Schneekloth U (2013): Pflegeberatung – eine Regelleistung zur Stärkung der häuslichen Pflege. In: ersatzkasse report. Vdek. Im Internet: http://www.vdek.com/

content/dam/vdeksite/LVen/HES/Presse/ersatzkassereport/03_2013_03%20 VDEK%20report%20HES%20RZ.pdf

Schlürmann B (2015): Wachstumsmarkt Ambulante Pflege. Schlütersche, Hannover.

Weidlich M (1995): Vertrauen: Die Basisressource im Team. In: Buchner D (Hrsg.) (1995): Team-Coaching: Gemeinsam zum Erfolg. Wiesbaden: Gabler.

Wingenfeld K, Gansweid B (2013): Analysen für die Entwicklung von Empfehlungen zur leistungsgerechten Ausgestaltung des neuen Pflegebedürftigkeitsbegriffs. Im Internet: http://www.bmg.bund.de/fileadmin/dateien/Downloads/P/Pflegebeduerftigkeitsbegriff/Materialen/Abschlussbericht_PBB_IPW_MDKWL_2013.pdfAbschreibungen 108

Register